中医泰斗专科专病丛书

中医泰斗 风湿免疫疾病妙方医案

本书主编 杨建宇 郭会军 李晓

中原农民出版社

·郑州·

图书在版编目(CIP)数据

中医泰斗风湿免疫疾病医案妙方/杨建宇,郭会军,李晓
主编. 一郑州:中原农民出版社,2018.4
(中医泰斗专科专病丛书)
ISBN 978-7-5542-1848-8

Ⅰ.①中… Ⅱ.①杨… ②郭… ③李 Ⅲ.①风湿性疾
病-免疫性疾病-中医治疗法-医案-汇编-中国-现代
Ⅳ.①R259.932.1

中国版本图书馆 CIP 数据核字(2018)第 036455 号

中医泰斗风湿免疫疾病医案妙方
ZHONGYITAIDOU FENGSHI MIANYI JIBING YI'AN MIAOFANG

出版:中原农民出版社
地址:河南省郑州市经五路 66 号　　　　　　**邮编:**450002
网址:http://www.zynm.com　　　　　　　**电话:**0371-65788655
发行:全国新华书店　　　　　　　　　　　**传真:**0371-65751257
承印:河南安泰彩印有限公司

投稿邮箱:1093999369@qq.com
交流 QQ:1093999369
邮购热线:0371-65724566

开本:890mm×1240mm　　A5
印张:5.25
字数:141 千字
版次:2018 年 4 月第 1 版　　　　　　　**印次:**2018 年 4 月第 1 次印刷

书号:ISBN 978-7-5542-1848-8　　　　**定价:**19.00 元
本书如有印装质量问题,由承印厂负责调换

内容提要

　　本书精选全国名老中医治疗风湿免疫疾病的经典案例，以验案的形式讲述中医治疗其相关疾病的思路、方法及疗效等。其中每则验案都包括症状描述、辨证分析、处方用药、药后效果及诊疗心法要点等。细致的分类、丰富的病案、详尽的分析，充分展现了中医治疗风湿免疫疾病的辨证思想和用药经验。

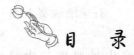

目 录

多发性硬化

多发性肌炎与皮肌炎

成人斯蒂尔病

骨关节炎

雷诺病

类风湿性关节炎

强直性脊柱炎

痛风性关节炎

系统性红斑狼疮

血管炎（结节性红斑）

硬皮病（系统性硬化症）

幼年型斯蒂尔病

周仲瑛验案 2 则

验案 1

王某,女,43 岁,2009 年 1 月 8 日初诊。患者 2005 年始出现目眶四周跳动发胀,渗出液体,以后多个手指关节及指甲渗出脂肪样白色液体,有时隆起有形,在某医院确诊为白塞病。曾用激素治疗,效果不显。每逢情绪郁怒,目下颜面渗出液性分泌物,皮肤痒痛,搓擦渗血,服雷公藤导致闭经。刻下:口腔溃疡经治已经不发,声音嘶哑,口干,关节僵硬,二阴常溃,带下多有异味。舌苔黄薄腻、质暗红,脉细滑。病机:湿热浸淫,营血伏毒,肝肾阴伤。治法:祛湿解毒,凉血化瘀,滋养肝肾。

处方:水牛角片 15 克(先煎),赤芍 12 克,牡丹皮 10 克,生地黄 15 克,玄参 10 克,漏芦 15 克,土茯苓 25 克,天葵子 15 克,鬼箭羽 15 克,凌霄花 10 克,熟大黄 5 克,片姜黄 10 克,蝉蜕 5 克,马勃 5 克,川石斛 10 克,人中黄 5 克。14 剂,水煎服,每日 1 剂。

2009 年 3 月 20 日二诊:最近目眶渗出白色黏液基本消退,阴下结节消退,带下异味消失,二便正常,舌苔薄黄、质红,脉细滑。原方改熟大黄 9 克,加夏枯草 10 克、川芎 10 克、僵蚕 10 克、白芷 10 克、墓头回 10 克、苍耳草 15 克、肿节风 15 克。14 剂,水煎服,每日 1 剂。

验案 2

宋某,男,68 岁,2008 年 7 月 4 日初诊。患者患有白塞病多年,口腔溃疡,破溃后疼痛,口唇红肿,龟头常有溃痛,阴囊亦有破损,两手背瘀斑多发,手掌热,鱼际红,面部潮红,尿黄。舌苔黄、质红,中有裂纹,脉小滑。病机:湿毒内蕴,营血伏热,肝肾阴伤。治法:清热燥湿,凉血化瘀,滋养肝肾。

处方:水牛角片15克(先煎),赤芍12克,牡丹皮10克,大生地黄15克,玄参10克,黄连5克,苦参10克,龙胆草5克,黄柏10克,知母10克,煅人中白5克,马勃5克,紫草10克,土茯苓25克,制僵蚕10克,肿节风20克,地肤子15克,苍耳草15克。14剂,每日1剂,水煎服。

2008年7月18日二诊:口腔溃疡基本未发,龟头及阴囊破损较前有明显好转,大便偏干,舌苔薄黄腻、质红,脉细滑。原方不变,14剂,水煎服,每日1剂。

【诊疗心法要点】白塞病可归为中医的狐惑病,在验案1中,周仲瑛教授认为存在伏毒致病。狐惑病为湿热虫毒所致,湿热蓄积体内,不得化解,转酿为毒,伤害脏腑功能,导致实质性损害。伏毒具有隐伏、多变、缠绵、暗耗、难愈等特点,故临证处方以犀角地黄汤为基础,佐以升降散,配以玄参、凌霄花、苍耳草清热凉血,解毒透邪,伍以漏芦、土茯苓、蔂头回清热解毒。在验案2中,方亦以犀角地黄汤为基础,但清热燥湿之力更强。周老认为临床必须辨清热偏重、湿偏重、湿热并重三类倾向,针对"湿象"和"热象"孰轻孰重及其消长变化,决定祛湿与清热的主次,患者明显为热重于湿,故加入黄连、苦参、龙胆草、黄柏祛其湿热。两案虽为同病,但用药有所区别,充分体现了周老同病异治、辨证论治的特色。(魏晴雪,皇玲玲,郭立中2009年第8期《江苏中医药》)

任继学验案1则

验案

姜某,女,35岁,教员。该患者口、舌、眼、外阴多处先后发生溃烂,已有3个月,曾诊断为白塞病。因西药过敏,于1982年7月24

日来我院治疗,住院第 6 天,患者突然发热,体温达 38.5℃,右下腹部有局限性疼痛,少腹亦痛。查白细胞:24.4×10⁹/升,分叶粒细胞:0.79。外科会诊:诊断为白塞病合并急性阑尾炎,建议手术治疗。但患者因虑术后刀口不易愈合而拒绝手术。妇科会诊:白塞病合并附件炎。因病涉及内、妇、外科,又手术困难,故暂定中医内科治疗。症见:面红身热,口眼干涩,心烦口不渴,右下腹部痛而拒按,少腹亦痛,大便秘结,舌质红绛、苔黄腻,脉滑数。此乃狐惑并发肠痈、疯癖也。治以清热解毒,行气活血,荡涤肠胃法。方用清肠饮加减。

处方:蒲公英 50 克,连翘 50 克,败酱草 50 克,白花蛇舌草 20克,牡丹皮 15 克,赤芍 20 克,大黄 10 克,地榆 20 克,麻仁 10 克,枳壳 10 克,甘草 5 克。

急煎连服 2 剂。次日晨排便多次量多,右下腹、少腹疼痛大减。又投上方 4 剂,腹痛消除,热退,饮食增进,二便如常,续治 10 余天,痊愈出院。

【诊疗心法要点】本证乃因湿热内盛,气血瘀滞所致。湿热之毒,侵袭口、舌、眼、外阴导致腐蚀溃烂为狐惑;继而湿热之毒,流侵于阑门,气血瘀滞,日久化热,热毒炽盛,血败肉腐发为肠痈;湿浊热毒,使气血壅积于下焦而成疯癖。三种异病乃同源之证也。宜清热托里,重用蒲公英润肠,共破气机痞塞,祛除湿热之邪,收到荡涤肠胃瘀浊之效,此为"异病同治"之理也。(南征,温学义 1983 年第 5期《吉林中医药》)

路志正验案 2 则

验案 1

张某,女,24 岁,2004 年 6 月 4 日初诊。反复口腔溃疡 7 年,伴头身疼痛 1 年。患者 1997 年开始出现口腔溃疡,反复发作,伴外阴溃疡,发热,体温波动在 37.5~38.0℃,最高可达 40℃,于某医院诊断为白塞病,予激素及免疫抑制剂治疗,口腔及外阴溃疡改善。1年前又出现头痛,后背疼痛,常于月经前后发作,双膝以下无力,食纳可,夜眠欠安,尿急失禁,大便干。查见满月脸,面色晦暗有瘀斑。舌瘦、舌质红绛、苔薄少,脉沉弦小数迟弱。辨证属心脾积热。治宜清心泻脾,祛除湿热。本患者服用激素4年,已有化燥伤阴之虞,故以养阴退热为主。

处方:南沙参15克,麦冬10克,玄参10克,生石膏30克(先煎),牡丹皮10克,防风10克,栀子6克,知母10克,藿香10克(后下),升麻8克,白芍12克,甘草6克。每日1剂,水煎分服。

2004年6月18日复诊:无发热,昨日又新发口腔溃疡一处,仍尿急,有时尿失禁,有时排尿不畅,大便偏干,腰膝酸软,满月脸,舌暗红、苔薄白,脉沉细小数。治宗前法。

处方:藿香10克(后下),栀子6克,防风10克,生石膏30克(先煎),牡丹皮10克,玄参10克,黄芩10克,天竺黄6克,石斛10克,枇杷叶12克,茵陈10克,炒山药15克,土茯苓15克,益智仁9克。每日1剂,水煎分服。

2004年7月2日三诊:服上方14剂,无发热,无新发口腔溃疡,无尿失禁,大便仍干,周身乏力,腰膝酸软。舌暗红、苔黄腻,脉沉细小数。已见效机,仍需巩固善后。

处方:太子参15克,莲子肉15克,麦冬10克,地骨皮10克,柴胡10克,白茯苓18克,竹叶6克,车前子12克(包煎),芡实12克,墨旱莲12克,女贞子15克,生牡蛎30克(先煎),莲须8克,怀牛膝12克。14剂,巩固治疗。

随访2年溃疡未复发。

【诊疗心法要点】路老认为,白塞病起因多端,病机复杂,多系统、多脏器受戕,然其本在脾胃,以湿为主,湿性黏滞,加之病久中西药杂投,亦伤害脾胃,导致病情缠绵,久久频发,寒热错杂,虚实兼夹。故治病应探本求源,《素问·标本病传论》曰:"知标本者,万事万当,不知标本者,是谓妄行。"在治疗选药上,避免苦燥劫阴伤正,而多用甘淡平和、味轻气薄之品,不急不躁,缓缓调之,以使祛湿而不伤正,五脏和谐也。本例患者证属心脾积热,但连续服用激素4年有余,已经有化燥伤阴之虞,故治以清心泻脾、祛湿除热法,使中焦斡旋,升降得复,脾胃健运,湿郁得化,热毒得清,清气得升,湿浊得降;待病情控制后以益气阴、清虚热、固肾气治本而愈。(岳树香2009年第7期《中国中医急症》)

验案2

焦某,女,22岁,1974年4月5日初诊。患者自1966年患口腔溃疡,始则肿痛起疱,继而脱皮溃烂,形成溃疡,疼痛异常,仅能靠"封闭"暂止,反复发作。1967年见面部红肿,消退后遗留块块白斑。1968年见前阴、眼睑、鼻黏膜处有溃疡发生,1972年见消化道溃疡。经三家医院诊断为白塞病,多方治疗未效而来我院求治。症见口腔、阴部溃疡蚀烂疼痛;伴头晕,视物模糊,畏寒,低热(体温37~38℃),咽干而痛,眠差梦多,心悸而烦,不思饮食,右胁隐痛,腰膝酸痛,下肢浮肿,倦怠乏力,大便微溏,小便黄赤。检查:口唇、舌、上腭、鼻黏膜有多处小片状糜烂,呈浅在性溃疡,表面附有灰白色渗出物。妇科检查见大阴唇、阴道口有三个豌豆大深溃疡,边沿不整,无明显红晕,表面有坏死白膜覆盖。舌质稍红、舌苔薄白而腻,脉弦细,左脉兼见小滑。诊断为狐惑(白塞病)。证属湿热化浊,阻遏络脉,气滞血瘀,上下相蚀。治疗宜苦辛通降,清热解毒燥湿。方用甘草泻心汤化裁。

处方:甘草10克,干姜6克,马尾连6克(因无黄连),黄芩10克,半夏10克,败酱草12克,土茯苓24克,草决明10克。5剂,水煎服。

二诊至五诊:守方不变,随证增损。曾酌加苦参、川楝子、黄柏、地肤子、炒槐角。

外用:苦参30克,马尾连10克,白矾6克,桃仁10克,地肤子15克。水煎熏洗阴部。

六诊至七诊:药后上部溃疡见轻,分泌物减少,大阴唇溃疡缩小。仍有畏寒、低热、不思饮食、心悸,右胁隐痛、膝痛。舌红、苔薄黄,脉细数。病有转机,原方加减,稍减清热解毒药量。

处方:甘草10克,川黄连6克,黄芩6克,半夏10克,干姜6克,紫草6克,败酱草10克,川楝子10克,枳壳10克,焦山楂15克,焦麦芽15克,焦神曲15克。7剂,水煎服。

外用:苦参30克,当归12克,桃仁12克,马鞭草30克,甘草12克。水煎熏洗阴部,然后撒冰蛤散;口腔搽冰硼散。

八诊:溃疡愈合,自觉症状消失。嘱停外用药,仍予前方服药6剂,以巩固疗效。

1975年9月24日随访,已愈3月余,未复发。1978年1月26日患者来告:去年10月产一男孩,宿疾至今未复发。

【诊疗心法要点】狐惑以湿热为主,化燥伤阴不明显者,溃烂部位渗出物多,甚则有膜状物覆于溃疡之上,常兼见口苦而黏,不欲饮水,便溏溺赤,舌苔腻,脉濡数。治疗以清热解毒燥湿为主,内外治法兼施。内服药以调理脏腑功能,祛除病邪,用甘草泻心汤化裁。常加用苦参、黄柏、败酱草、土茯苓、地肤子、炒槐角、草决明等药。甘草泻心汤以甘草为君药,取其性味甘凉,清热泻火解毒;配黄芩、川黄连之苦寒,以清热泻火燥湿;干姜、半夏之辛温,以开通散结而除闭郁之湿热;大枣、人参性温味甘,虑其助热留湿,多弃而不用。苦辛合用,寒热并投,共奏苦辛通降、清热解毒燥湿之功。加苦参、黄柏、败酱草、土茯苓之属以增强其清热泻火、祛湿解毒之力。前阴溃疡者加用地肤子,肛门溃疡者加用炒槐角,眼部损害明显者增密蒙花、草决明等药。苦参味极苦而性寒,具有清热燥湿杀虫的作用。其清热燥湿的功效与黄芩、川黄连、龙胆草相近,而其苦愈甚,其燥益烈,其力可直达诸窍。一般医家畏其味苦难服,亦嫌其峻烈,多外用而很少入煎剂。但毒疮恶癞,非此莫除,如认证准确,其效迅捷,诚为治疗狐惑之要药,不单外用,内服亦佳。外用药作用于局部,其力专一而直达病所,先以苦参汤加川黄连、白矾、马鞭草、桃仁、甘草之属,水煎熏洗阴部,再用冰蛤散撒于患处,以沿热燥湿,止痛敛疮。口腔溃疡可外用冰硼散,或锡类散。若病变经久不愈,湿热化燥,损伤肝肾之阴,治疗宜有所变化,应以养肝血、益肾阴为主,稍佐清利,可酌选一贯煎、杞菊地黄丸加味;若病至后期,阴损及阳,脾肾阳衰者,亦应首先顾及阳气,法随机转,可选用理中汤、肾气丸等方,切勿专事清利,而贻害于人。(高荣林,王鹏宇 1982 年第 4 期《河南中医》)

张鸣鹤验案 2 则

验案 1

某女,口腔、会阴反复溃疡 2 年,确诊为白塞病。现口腔溃疡已经愈合,但外阴多个溃疡,痛剧,部分结痂,口干,小便黄赤,大便干结,舌红、苔白、脉弦。治法:清热燥湿,活血散结。

处方:黄芪 20 克,黄柏 12 克,地耳草 20 克,苦参 15 克,土茯苓 30 克,熟大黄 10 克,红藤 10 克,水蛭 6 克,红花 10 克,薏苡仁 20 克,荜澄茄 12 克,吴茱萸 6 克,生甘草 10 克,炙甘草 10 克。18 剂,水煎服。

二诊:会阴部溃疡已愈,口腔无溃疡,大便已经正常,口干,舌红、苔薄白,脉弦。上方去苦参、薏苡仁,加黄芩 15 克、麦冬 12 克,12 剂。

三诊:无特殊不适,经期颜面浮肿,双目干涩,于二诊方中去黄芩,加石斛 12 克。服 12 剂后,胃内不适,大便稀,日 3 次,为苦寒太过,加小茴香 10 克,共服 60 剂,随访 1 年未发作。

验案 2

某女,因口腔、会阴溃疡 5 年,伴双小腿结节性红斑 2 个月。现口腔、会阴多处溃疡,不发热,双膝胀痛,双小腿胫前大小不等的结节性红斑,局部色暗红、灼热,部分遗留色素沉着,舌红苔黄,脉滑数。治宜清热解毒,凉血化瘀。

处方:金银花 20 克,连翘 20 克,牡丹皮 20 克,黄芩 15 克,黄连 10 克,黄柏 12 克,茜草 20 克,苦参 15 克,桃仁 12 克,红花 10 克,土茯苓 30 克,荜澄茄 12 克,吴茱萸 6 克,甘草 10 克。7 剂,水煎服。

二诊:口腔溃疡减轻,会阴部仍有溃疡,双小腿结节性红斑缩小,已无灼热感,大便稀,日 2 次,舌红、苔黄、脉滑。上方去金银花、连翘、茜草、牡丹皮,加入两头尖 12 克、莪术 15 克、王不留行 15 克、楮实子 15 克、小茴香 10 克,14 剂。

三诊:口腔、会阴溃疡已经愈合,右小腿仍有数个山楂大小结节性红斑,上方去苦参、土茯苓,加生地榆、三棱各 12 克,又服 24 剂,痊愈。

【诊疗心法要点】张老师总结前贤经验认为,此病不难于缓解症状,而难于根治。清热解毒、燥湿活血为其基本治则,以用甘草泻心汤为佳,甘草用量须大,使其中气运而湿毒自化。验案 1 中张老师将甘草泻心汤加入黄柏,合黄连解毒汤在内,直清三焦之火;上述药物苦寒太甚,加入吴茱萸反佐;病程缠绵,反复不愈,生甘草与炙甘草同用,生甘草泻火解毒,炙甘草益精补气;对已经应用激素,仍疗效不显,或撤减困难者,加入雷公藤清热解毒;以外阴溃疡为主者去黄芩、黄连,改为地耳草、苦参清利下焦湿热;若苦寒败胃,腹泻者加荜澄茄或小茴香温胃散寒;白塞病眼病者加龙胆草、野菊花清肝明目;久服伤阴,口眼干燥者加石斛、麦冬。验案 2 是以结节性红斑为代表的皮肤改变的白塞病,其病机是湿热熏蒸肌肤,扰动血脉。除上述治法外,应凉血活血散结,以清瘟败毒饮合桃红四物汤加减。(王占奎,张立亭,宋绍亮,等 2006 年第 4 期《中医杂志》)

田玉美验案 1 则

验案

刘某,女,34 岁,某部队医院护师,2004 年 11 月 25 日初诊。患者自诉 2 个月来,反复口腔溃疡、眼睛赤痛、前阴溃疡,阴部分泌物多,有异味,伴脐周胀痛不适,大便干结。多次在西医院就诊,最后诊断为白塞病,应用抗生素、激素等治疗,症状无明显改善。刻下症见:口腔多处破溃,眼红,刺痛感,脐周胀痛不适,便干,舌质淡红、苔薄白,脉弦细数。辨证:湿热内蕴。治法:清热燥湿解毒。方拟甘草泻心汤加减。

处方:甘草6克,黄连6克,干姜3克,法半夏10克,白芍20克,忍冬藤30克,土茯苓5克,厚朴15克,当归15克,淡苁蓉15克,木香10克。7剂,每日1剂,水煎,分2次温服。

外洗方:苦参250克。7剂,每日1剂,分2次外洗。

同时嘱其饮食清淡,保持心情舒畅。

2004年12月2日二诊:上症均较前好转,无脐周腹胀、便干,出现心烦失眠。上方去厚朴、淡苁蓉、木香,加黄芩10克、牡丹皮15克、生地黄15克,7剂。

2004年12月11日三诊:口腔溃疡、眼赤痛明显好转。续服上方7剂,2005年2月23日随访,症状悉愈,未再复发。

【诊疗心法要点】田老认为狐惑病皆与湿热有关,其证候表现皆湿毒热气所致,而咽干等症状则是由于肝肾二经蓄热在内,阴液不能上达所致。治以清热化湿,泻火解毒为主,兼用外治法。此方中用甘草,补脾泻火解毒;黄连、干姜、法半夏同用,辛开苦降,清热燥湿;忍冬藤、土茯苓解毒除湿;厚朴、木香行气燥湿;辅以白芍、当归养血活血止痛。首诊服药后出现明显的心烦、失眠症状,亦属狐惑病临床表现之一,有是证,用是药,加以清热养阴之品后症状悉除。并指出,该病溃烂部位较多,患者较为痛苦,应给予全面综合处理:处方用药应多法同用,如内服外洗,上下兼治;精神层面应指导患者避免过劳,心情愉快,保持足够的休息。对待患者,应予耐心解释,嘱其坚持治疗。(杨志刚2012年第12期《吉林中医药》)

吴生元验案1则

验案

张某,女,25岁,2011年9月10日初诊。患者因反复口腔溃疡

2 年余,四肢关节肿痛、阴部溃疡 1 年,加重 1 个月到我院求诊。患者 2 年前因感冒发热,体温达 39～40℃,经静脉滴注青霉素、先锋霉素,发热减退,但此后经常感咽痛,并出现口腔溃疡,自服维生素 B、维生素 C 及多种清热解毒中药,外擦碘甘油等治疗无效,自 2010 年 10 月以来,又出现四肢多关节疼痛,以双腕、双膝及双踝关节为甚,局部肿胀,可见四肢散在结节性红斑,曾多次到外院诊治,考虑风湿病,不规律服用消炎痛、保泰松等治疗,病情无明显好转,且逐渐加重,出现外阴白斑,阴唇部溃疡,局部疼痛难忍,伴发热,于 2010 年 12 月到某医院皮肤科住院治疗,诊断为白塞病,经予泼尼松、消炎痛、丹参片及维生素治疗 1 个月,病情好转出院。但 1 个月前,因自行停用激素感病情复发加重,刻下症见:口腔、舌体溃疡,咽痛,外阴溃疡,局部灼热疼痛,四肢多关节肿痛,尤以双膝、踝、腕关节为甚,关节局部可见结节性红斑,神疲乏力,腰膝酸软,腹胀纳少,大便不爽,经行腹痛,舌质淡、舌体溃疡、苔白,脉沉细。中医诊断:狐惑病(下元不藏、虚火上泛、上热下寒证)。治以清上温下、引火归原、纳气归肾、助阳生津为法。方用潜阳封髓丹加减。

处方:白附子 30 克(先煎 3 小时),黄柏 20 克,砂仁、龟板、骨碎补、肉桂、补骨脂、板蓝根各 15 克,山豆根、露蜂房、桔梗、甘草各 10 克,细辛 5 克。3 剂。

2011 年 9 月 14 日二诊:患者感口腔及舌部溃疡有所好转,咽痛减轻,但四肢关节仍肿痛,外阴溃疡,口干苦,腹胀纳呆,二便调,舌质淡、苔白,脉沉细。守上方加石菖蒲 10 克,5 剂。

2011 年 9 月 21 日复诊:患者口腔及舌部溃疡明显好转,咽痛、口干苦等症消失,四肢关节肿痛减轻,关节局部结节性红斑减少,精神好转,纳眠及二便可,外阴部仍有溃疡,舌质淡、苔薄白,脉沉细。继服上方 10 剂,并嘱患者恢复激素治疗,诸证消失,随访半年,病情稳定。

【诊疗心法要点】狐惑病相当于白塞病。中医认为本病因"湿热久停,蒸腐气血而成浊"。湿毒侵袭皮肤,蕴久化热结于脏腑;或因过食肥甘厚味,辛香炙煿而致脾胃损伤,酿成脾胃湿热;或由情过激,肝失疏泄,气郁化火,加之脾失健运,湿邪内生,郁而化热所致。本病病程日久,湿热之邪伤津耗气,肝肾亏虚,热毒久留不去,临床常见寒热夹杂、上热下寒之证,予潜阳封髓丹清上温下,引火归元,纳气归肾,解毒生津,故收全功。(李兆福,刘维超,彭江云,等2013年第6期《云南中医学院学报》)

陆德铭验案1则

验案

赵某,男,17岁,未婚,2004年6月24日初诊。主诉易发口腔溃疡,并下肢红斑2年。2年前因反复出现口腔溃疡及下肢红斑结节,于外院诊断为白塞病,经多方诊治未能控制,刻下症见:神疲乏力,无发热,口干欲饮,口腔溃疡3~4处,两下肢散在10余个0.5厘米×0.5厘米大小结节,鲜红色,有压痛,结节周围皮肤红肿热痛,针刺反应阳性,血沉54毫米/小时,舌红、苔黄腻,脉细。中医辨证为病久气阴不足,瘀血凝滞。治宜益气养阴,活血通络。

处方:生黄芪、生地黄、白花蛇舌草、蛇莓、女贞子、莪术、徐长卿(后下)、金雀根、丹参各30克,桃仁、龟板各15克,玄参、天花粉、怀牛膝、泽兰各12克,天冬、麦冬各9克,蜈蚣3克。

治疗2周后复诊,口腔溃疡愈,下肢结节性红斑缓解,血沉降为20毫米/小时,原方加南沙参、枸杞子各15克,守方治疗1个月,皮损消失。上方续治,以巩固疗效而收功。

【诊疗心法要点】陆老师结合自己多年诊治本病的经验体会,认为本病由于先天禀赋不足,肝肾虚损,复感外邪,心肝脾三经湿热内积,内外相煽而发病,主要与肝肾二脏密切相关,肝脉环阴器,布胁肋,接目系,绕口唇;肾主前后二阴,其脉贯脊,其支达舌,其精注目。故若肝肾阴虚则口烂目赤、视力减退、阴部溃疡;肝肾阴虚则经络失养,肢体外现红斑结节;阴虚内热,虚火内扰,则见低热。气阴两虚乃病之本,湿热内蕴,毒邪阻络乃病之标,而阴虚阳亢是白塞病反复发作之实质。故以生黄芪补气,生地黄、天门冬、麦冬、玄参、龟板、怀牛膝养阴,女贞子、天花粉养阴清热,白花蛇舌草、蛇莓清热解毒,徐长卿、桃仁、丹参、莪术、泽兰、蜈蚣、金雀根活血通络。陆老师治疗本病,尤其重视黄芪、龟板、蜈蚣3味药。认为生黄芪偏于走表,补气托毒,提高机体抵抗力,促使毒邪移深就浅,并且可以化气回津之力,有助"阳生阴长"之功。生黄芪用量可用至60克以上,谓必须重用方能起效;白塞病属顽痼之疾,非以血肉有情之品大补肾阴不能起效,故龟板多用至15克;蜈蚣辛温有毒,性善走窜,可解毒活血,入络搜毒邪,治疗口腔溃疡及生殖器溃疡效果颇佳,是治疗白塞病之要药。陆老师十分注重患者的行为生活调摄,尤其注重强调睡眠充足及大便的正常与否的重要性。他认为,睡眠是人的正常生理需要,同时,亦是人之顺应自然、天人合一而致阴平阳秘的重要手段。患者如夜寐不安,则心火上炎,肾亏则阴液愈耗,相火妄动,每致病情加重;大便的畅通与否,亦是本病治疗过程中不可忽视的重要环节,若大便不通,则积热内生,甚则热伤气阴,因此,治疗力求保持大便通畅,以达祛邪保津之目的,否则热邪无外出之途,气阴损耗愈甚。(王红梅,张明,陆德铭 2006 年第 3 期《陕西中医》)

高上林验案 1 则

验案

古某,男,67 岁,1997 年 9 月 23 日初诊。3 年来,口腔、阴囊糜烂流水,经数家医院检查,诊为白塞病,多方治疗,始终未见效。就诊时,口腔黏膜溃疡,口唇乌紫,阴囊、阴茎、龟头溃烂,瘙痒流水,肤色乌紫,下肢肿胀,扪之灼热,口干苦,头晕,尿赤热痛,大便畅,性情急躁,舌红、苔黄腻、中心剥脱,脉弦滑数。方用龙胆泻肝汤加味。

处方:龙胆草 10 克,炒栀子 10 克,黄芩 6 克,木通 10 克,车前子 15 克,泽泻 10 克,当归 15 克,生地黄 15 克,柴胡 10 克,生甘草 10 克,薏苡仁 30 克。连服 6 剂。

1997 年 9 月 30 日复诊：口腔溃疡痊愈，阴茎、龟头溃烂面缩小、流水减少，小便仍黄赤，热痛感轻，大便不爽，前方加竹叶 6 克、白茅根 30 克，又服 12 剂后，除上唇和阴茎、龟头皮肤乌紫外，诸证全消。随访半年未见复发。

【诊疗心法要点】该患者身体肥胖，湿困脾土，郁久化热，毒气蕴结，热毒循经上冲则口唇溃疡，下注则外阴糜烂，本方以龙胆草、黄芩、炒栀子上清肝胆实火，下利下焦湿热；木通、泽泻、车前子、薏苡仁清热利湿，导其下行；当归、生地黄滋阴养血；柴胡引诸药归肝；竹叶、白茅根凉血利尿。共奏清利湿热、养血和肝之功。高老师创"人体失和，百病由生"观点，立"八法之中以和为主"之论述。所谓"失和"，包括人体阴阳、虚实、寒热之偏盛偏衰，在和法之中有"清而和者""温而和者""补而和者""下而和者"。该病例攻补兼施，标本同治，清中有和，故获捷效。（唐远山，高上林 1999 年第 5 期《甘肃中医》）

徐经世验案 1 则

验案

程某，女，31 岁，2008 年 11 月 6 日初诊。患者自 2005 年开始出现外阴部溃疡，伴有血尿、蛋白尿，全身乏力，来月经加重。服活血化瘀药，子宫出血，经后白带多并带有血丝。2006 年乳房囊肿、卵巢囊肿切除。2007 年因口腔溃疡反复发作，经多家医院诊治，西医诊断为：白塞病（口、眼、外阴三联征）、子宫内膜异位症、附件炎、宫颈炎等，给予西药治疗，效果不佳。刻下症见：外阴溃疡、口腔溃疡较重（溃疡不痛不痒无感觉，唯解小便时刺激痛），尿频、尿急，小便不畅，乳房胀痛，经前腹痛，疲劳乏力。月经周期正常，月经量多，有紫红血块，肛门坠胀，便干，尿黄。现查有右肾囊肿。诊见：舌暗淡、苔白滑略黄，脉沉细弦无力。辨证属肝肾阴虚，毒热内伏。拟予滋养肝肾，清热解毒法为治。

处方:北沙参20克,熟女贞子15克,墨旱莲15克,覆盆子15克,干生地黄18克,杭白芍20克,石斛15克,蒲公英20克,败酱草15克,合欢皮30克,飞青黛3克,人中黄10克。15剂,水煎服,每日1剂。

2008年11月25日二诊:药后尿频尿急好转,药服至第8剂时阴唇溃疡消退,口腔溃疡已好,乏力改善。唯乳房胀痛仍存,11月13日至19日来月经,偶有腹痛外,别无不适。上方去覆盆子、败酱草、人中黄,加贯众炭15克、车前草15克、白茅根20克,杭白芍加至30克。15剂,水煎服,每日1剂。

2008年12月23日三诊:患者自述在11月底病情稍有反复,外阴部出现一小块浅表溃疡,已在继续服药中消退。尿频尿急已除,食欲有增,自觉较前有力,诸证皆已改善。月经12月10日来潮,12月16日干净,经色、经量都基本正常,唯经前乳房、小腹略有胀痛。二诊方去干生地黄,加绿萼梅20克。15剂,水煎服,每日1剂。

2009年4月9日四诊:药后外阴溃疡已愈,近期又出现头晕、头痛、目胀,夜尿频,月经来潮延长10天左右干净,量中等、色暗红,经期腹痛,肛门坠胀,乳胀痛,胸闷。舌暗红、苔薄黄,脉沉细弦无力。此乃肝肾阴虚,毒热内伏,肝郁化火之象,故在滋养肝肾、清热解毒的同时,予以疏肝泻火。

处方:杭白芍20克,柴胡10克,焦栀子10克,炒牡丹皮10克,熟女贞子15克,天麻15克,贯众炭20克,延胡索15克,覆盆子15克,蒲公英20克,合欢皮30克,人中黄10克。15剂,水煎服,每日1剂。

2009年8月18日五诊:上次诊后,按上方拿药断续服药。溃疡没有再发,月经前乳胀腹痛,肛门坠胀较为明显。

处方:干生地黄18克,炒牡丹皮10克,山药20克,熟女贞子15克,墨旱莲15克,焦栀子10克,杭白芍30克,茯苓20克,炒川黄连3克,龙葵草10克,人中黄10克,泽泻12克。20剂,水煎服,每日1剂。

随诊,至今未复发。

【诊疗心法要点】此案徐老师从主症外阴溃疡经久不愈着手,认为是由于肝肾不足、热毒内伏所致,这也和《金匮要略》"湿热虫毒阻滞中焦,下蚀前阴,上扰咽部"之病机相吻合。张仲景用甘草泻心汤治疗,徐老师遵古意而不泥古方,另辟蹊径,采用六味地黄丸合逍遥散加减滋肝肾、解伏毒,取得了满意效果。处方中,人中黄一味用之甚妙,人中黄别名甘中黄、甘草黄,甘、寒,入心、肾经。治伤寒热病,高热烦渴,热毒斑疮,咽喉肿痛,丹毒等。徐老师用之治口腔溃疡、阴部溃疡无不奏效神速。特别是慢性口腔溃疡和阴部溃疡,往往长期治疗不效,而辨证配伍人中黄都起到了良好的效果。蒲公英、飞青黛清热解毒、杀虫疗疮,并能提升白细胞,提高人体的免疫功能。龙葵草清热解毒,治下部热毒。北沙参、熟女贞子、墨旱莲、石斛、杭白芍等滋肝、肾、胃之阴,以壮先后天之本。贯众炭既可凉血止血,又可活血化瘀。车前草、白茅根凉血止血利尿,使毒从小便去。败酱草也为清热解毒利湿之剂。合欢皮既可镇静安神,又可解郁、止痛。诸药合用共奏滋养肝肾、清热解毒之功,达到了临床治愈目的。(卓思源,王开兴,杨凯 2010 年 8 月 11 日《中国中医药报》)

❀ 干燥综合征

周仲瑛验案 1 则

验案

周某,女,48 岁,工人,1998 年 5 月 10 初诊。口咽干燥 3 年,先后于多家医院检查,拟诊为干燥综合征,多方治疗效果欠佳。诊见:口干,咽干,目湿,视物模糊,双目畏光,毛发干枯,皮肤干燥,大便时溏,舌暗红、苔黄腻,脉细。证属肝肾不足,津气两虚。治宜滋补肝肾,益气生津。

处方:生地黄、石斛各 15 克,山茱萸、牡丹皮、泽兰、天门冬、麦冬、枸杞子各 10 克,黄芪、葛根、山药、北沙参各 12 克,乌梅、甘草各 3 克。14 剂,每日 1 剂,水煎服。

二诊:药后症状改善,但时有心慌,胸闷,舌暗隐紫、苔薄黄腻,脉细。仍从肝肾阴虚、津气两伤论治,但虑及久病络瘀,在原方基础上加泽兰、炙鸡内金各 10 克,以活血化瘀,布气生津。坚持服药 2 个月,因夏季炎热,稍停药。

三诊:近来口咽干燥又较明显,咽痛有痰,有时咯血,饮水量多,目干畏光,肌肤干燥,下肢散见瘀斑,关节不痛,口中有气味,舌质暗、苔薄黄腻,脉细。辨证为肝肾阴虚,瘀热内蕴。

处方:生地黄、天花粉、墨旱莲各 15 克,天门冬、麦冬、玄参、知母、石斛、水牛角、牡丹皮、赤芍、炒阿胶珠、炙女贞子各 10 克,生甘草 3 克。14 剂。

四诊:药后口咽干燥减轻,口中黏腻,有气味,烘热,潮红,易汗,大便欠实,舌质暗、苔薄黄腻,脉细。证属肝肾亏虚,热郁湿阻。

处方:生地黄、天花粉各 15 克,天门冬、麦冬、玄参、知母、石斛、佩兰、鸡内金各 10 克。枸杞子、墨旱莲、炒山药各 12 克,甘草 3 克,黑栀子 6 克。上药断续服用。

五诊:1999 年 3 月 10 日病情稳定,稍有口干,精神良好,大便正常,舌质暗、苔淡黄腻,脉细。以补益气阴法调治,原方加太子参、炒阿胶珠各 10 克。患者自行根据病情间断服药,目前病情较为稳定,口干不著,各项检查基本正常。

【诊疗心法要点】本病阴亏液耗为本,湿阻热郁,每多兼夹为患,阴津亏耗,久致气失所养,久病及血化为瘀。审症求因,病之根本乃在于阴津亏耗,化生、输布异常,不能正常滋养濡润脏腑筋骨、四肢百骸、经络九窍,本例患者大便时溏,苔黄腻,脉细属兼夹湿阻热郁之候。由于气血津液的长期亏耗,脉道涩滞,血行不畅,加之湿阻热郁,气机不利,脉络瘀滞故见舌暗红。周老师认为治疗总宜养阴生津、益气养阴的同时兼以清热化湿,并尽量避免辛燥之性较强的药物,如苍术、厚朴、草果之类。(顾勤,刘菊妍 2002 年第 9 期《新中医》)

朱春良验案 2 则

验案 1

刘某,女,41 岁,2009 年 4 月 6 日初诊。患者口干伴四肢关节疼痛反复 10 年。10 年前曾在当地医院确诊为干燥综合征,予泼尼松等治疗,因效不显而停用。刻诊:患者口干,易出汗,双目干涩,四肢关节疼痛,手指皮肤发红,散在红斑,时隐时现,舌红、苔薄,脉细弦。查抗可提取性核抗原(+),抗干燥综合征 A 抗体(+)。西医诊断:干燥综合征;中医诊断:燥痹。辨证属脾肾阴虚,阴津亏耗,络脉痹阻。治宜滋养脾肾,蠲痹通络。

处方:穿山龙 50 克,生地黄 20 克,川石斛 20 克,鬼箭羽 30 克,枸杞子 20 克,露蜂房 10 克,地龙 15 克,女贞子 20 克,玄参 20 克,赤芍 15 克,白芍 15 克,甘草 6 克。20 剂,常法煎服。

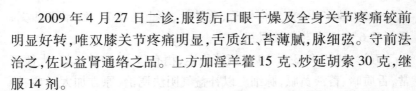

2009 年 4 月 27 日二诊:服药后口眼干燥及全身关节疼痛较前明显好转,唯双膝关节疼痛明显,舌质红、苔薄腻,脉细弦。守前法治之,佐以益肾通络之品。上方加淫羊藿 15 克、炒延胡索 30 克,继服 14 剂。

2009 年 5 月 11 日三诊:口眼干燥基本消失,膝节疼痛缓而未平,舌质红、苔薄白,脉细弦。继予前法调治 2 个月余病情明显改善。(李靖 2012 年第 10 期《江苏中医药》)

验案 2

陈某,女,43 岁,2004 年 6 月 7 日初诊。口眼干燥伴四肢关节疼痛反复 10 年。现口干,牙齿断裂,易出汗,双眼干涩,四肢皮肤红斑、结节,时隐时现,舌质红、苔薄,脉细弦。查抗可提取性核抗原(+),抗干燥综合征 A 抗体(+)。中医诊断为燥痹。辨证属脾肾阴虚,阴津亏耗,络脉痹阻。治宜滋养脾肾,蠲痹通络。

处方:生地黄、蒲公英各 30 克,川石斛、枸杞子、赤芍、白芍、僵蚕各 15 克,麦冬 12 克,穿山龙 40 克,露蜂房 10 克,鹿衔草 20 克,甘草 6 克。14 剂。

服药后口干好转,双膝关节疼痛,舌质红、苔薄腻,脉细弦。脾胃阴津渐复,络脉未通,守前法调治,佐益肾通络之品。前方加淫羊藿 15 克、炒延胡索 20 克。再服 14 剂后口眼干燥明显减轻,膝关节疼痛依然,舌质红、苔薄,脉细弦,继以前法调治 2 个月余,病情明显好转。(吴坚,朱良春 2006 年第 8 期《实用中医药杂志》)

【诊疗心法要点】干燥综合征固然以阴津亏虚、燥热内生为主,用药多甘寒凉润,然朱师多配伍淫羊藿、补骨脂或少许桂枝,遵"善补阴者,必于阳中求阴之理,取"阳生阴长"之妙,但也不宜多用温补、辛温、香燥之品。方中穿山龙与生地黄相伍,是治疗"虚性疼痛"属不充、不荣、不润、不温等因的药对。大剂量穿山龙、生地黄一通一荣,荣中寓通,可寒可热,可气可血,相得益彰。朱老在燥痹的治疗中推崇张锡纯"淡养脾阴"的观点,注重补脾阴,养胃津,行中气,通腑气,而川石斛既能清热生津,滋养胃阴,更能荣枯起朽,有补虚除痹之殊功,是朱老治疗阴虚痹证的首选药。白芍泻肝以伐木横,合甘草缓急止痛,酸甘化阴以制燥毒。枸杞子甘寒润燥解毒,益金水二脏,能制风木之横。露蜂房、地龙、赤芍活血通络。

路志正验案 1 则

验案

刘某,女,50 岁,佳木斯教育学院教员,1981 年 7 月 17 日入院。患者 1960 年患慢性肝炎,1971 年在当地院确诊为早期肝硬化,此后逐渐出现全身皮肤干燥,双目干涩,视物不清,口咽鼻部干燥,在当地多方医治,疗效不佳,近 2 年症情加重,因此到北京求治,在某医院确诊为干燥综合征,因无有效疗法,转入我院。现症:全身皮肤干燥,两目干涩无泪,视物模糊、口、咽、鼻腔烘热干燥,饮食不用水助则难以下咽,全身乏力,关节挛痛,恶冷畏风,心烦易急,两胁隐痛,大便干结,3～4 日 1 行,溲清略频,舌暗红龟裂、少津无苔,脉弦细稍数。本病例病程较长,症情复杂,既有肝脾阴血亏耗、虚火内蕴之征,又有阴损及阳、阳虚气弱之象。治应甘平濡润,气阴两补。方拟一贯煎加减。

处方:沙参 20 克,麦冬 12 克,生地黄 15 克,白芍 12 克,白扁豆 12 克,山药 12 克,绿萼梅 9 克,香橼皮 10 克,莲肉 15 克,甘草 6 克。水煎服,每日 2 次。

上方服 7 剂,口眼鼻黏膜干燥略减,纳食增加,精神见振,大便日 1 行,略干,仍心烦易急,五心烦热,畏风恶冷,关节挛痛,上方加玄参 10 克、太子参 10 克、川楝子 8 克。7 剂。

药后自觉眼内润泽,但夜间仍干涩,口中微有津液。心烦易急,五心烦热已减,舌脉同前。守方不更,再进 14 剂后,患者自觉两目涩、口咽干燥、皮肤枯涩、全身乏力、畏冷恶风比入院时大有好转,饮食不用水助能够咽,精神振作,二便正常,四肢关节时而隐痛,两胁满懑不适,舌暗红少津有裂纹,脉细略数。上方去玄参,加八月札 9

克、夜交藤 18 克。

患者共住院 217 天,除两次外感,一次急性阑尾炎期间暂时对症治疗外,基本上以上方为主,加减进退,共服药 170 剂,待 1982 年 2 月出院时,口、舌、眼、咽、鼻、皮肤干燥基本消失,纳食正常,肢体关节不痛,精神振作,二便如常,舌淡红有少许津液生出,脉沉细。嘱患者带药出院,出院后每 2 日服上方 1 剂,另注意饮食有节,勿食辛辣,慎避风寒,以防复发。

【诊疗心法要点】本病从中医辨证分析,证属肝脾阴虚,治疗原则宜补肝脾之阴血,生津润燥。此患者病程较长,症情复杂,既有肝脾阴血亏耗、虚火内蕴之征,又有阴损及阳、阳虚气弱之象。以一贯煎为基础方加减。(路志正,李连成 1988 年第 3 期《河北中医》)

张鸣鹤验案 2 则

验案 1

某女,55 岁,因眼干 2 年于 2010 年 12 月 4 日初诊。1 年前曾在某省级医院诊为干眼症,采用人工眼泪改善。刻诊见:眼干,口干,颈痛,左肩痛,右手发麻,双膝痛,双手发胀,部分指关节呈梭形肿、晨僵,纳可,眠差,尿频。舌质红、苔白,脉沉缓。实验室检查:类风湿因子(-),抗链球菌溶血素 O(-),C 反应蛋白:16.10 毫摩尔/升,抗环瓜氨酸肽抗体(-),抗干燥综合征 A 抗体(+++),抗干燥综合征 B 抗体(+++),血沉:30 毫米/小时。西医诊断:原发性干燥综合征;中医证属肝肾亏虚,津亏血瘀。拟方原则:养阴生津,祛瘀通络。

处方:白花蛇舌草 20 克,沙参 20 克,麦冬 10 克,生地黄 15 克,石斛 12 克,枸杞子 15 克,山茱萸 12 克,乌梅 10 克,葛根 20 克,羌活 15 克,红花 10 克,吴茱萸 5 克,甘草 6 克。12 剂,水煎服。

二诊:患者诉眼干、口干减轻,关节疼痛减轻,双手胀痛、发僵,晨轻暮重,眼红赤、磨砂感;眠差、尿频,舌红嫩、苔滑,脉结。考虑患者病机仍以肝木失养、血虚津亏为主,日久成瘀,上不能濡养双目,下导致肢体经络不通,麻木疼痛;故治则不变,在原方基础上加味行气止痛类药物改善关节症状。

处方:白花蛇舌草20克,连翘20克,牡丹皮20克,沙参20克,麦冬10克,石斛12克,山茱萸12克,羌活15克,川芎12克,川牛膝20克,红花10克,荜澄茄12克,吴茱萸5克,甘草6克。继服24剂。

三诊:患者诉双目干涩减轻,双膝疼痛不明显,余关节疼痛明显减轻,睡眠改善,舌红、苔薄黄,脉沉缓。予加大清肝明目、滋养肝肾之品以上濡双目,以清火明目之品改善眼部症状,余治则不变。

处方:白花蛇舌草20克,夏枯草20克,沙参20克,麦冬10克,石斛12克,生地黄15克,山茱萸12克,枸杞子15克,羌活15克,白芍20克,红花10克,草决明10克,吴茱萸5克,菊花10克。继服24剂。

随诊半年,患者病情稳定,偶尔因天气寒冷稍有双手轻痛,保暖后即好转,平素多饮麦冬菊花饮品等,口眼干燥明显改善。

验案2

某女,48岁,因口干、眼干、口苦、乏力2年,于2010年11月2日初诊。患者2个月前于省级医院诊为原发性干燥综合征,一直口服白芍总苷、羟氯喹、泼尼松等药物。现口干、眼干、口苦、乏力、盗汗;月经2个月未行;纳眠可,二便调;舌淡、苔白腻,脉弦细,雷诺症(+)。西医诊断:原发性干燥综合征。中医证属肝肾阴虚,气津两伤;治宜益气养阴,滋补肝肾。

处方:白花蛇舌草30克,乌梅10克,沙参20克,麦冬15克,百合30克,芦根30克,丹参20克,秦艽15克,太子参30克,五味子10克,白芍30克,生甘草10克,三七粉6克(冲),仙鹤草30克,土茯苓30克。24剂,水煎服。

再诊(1个月后):患者诉口苦、口干、眼干减轻,月经来潮;双下肢觉乏力、盗汗,有时背部、双下肢肌肉抽搐,纳可,夜尿频,舌淡红、苔黄腻,脉弦细。考虑患者燥毒入里已久,瘀毒互结,阻于脉络,导致气血不通。故治则不变,偏重行气止痛、活血通络用药改善肢体症状。

处方:葛根 30 克,金银花 20 克,红藤 20 克,赤芍 20 克,乌梅 10 克,沙参 20 克,麦冬 15 克,防己 15 克,薏苡仁 20 克,土茯苓 20 克,川牛膝 20 克,荜澄茄 10 克,仙鹤草 30 克,太子参 30 克,生甘草 10 克。继服 24 剂。

随诊 2 个月,患者诸证悉减,停服白芍总苷和羟氯喹,仅服用泼尼松 7.5 毫克维持病情稳定,嘱注意饮食起居,不适随诊。

【诊疗心法要点】验案 1 中方以沙参、麦冬、石斛、乌梅甘淡养阴,益胃生津;枸杞子、山茱萸、生地黄等补肾生津,其中生地黄还可制约养阴之品以免滋腻;白花蛇舌草、葛根清热止痛;红花活血化瘀,吴茱萸散瘀止痛,甘草调和诸药。

验案 2 中方以白花蛇舌草、土茯苓以清热解毒除燥;沙参、麦冬、芦根、乌梅、太子参益气生津止渴;五味子、白芍、乌梅酸甘化阴,润燥而不腻;丹参凉血化瘀;秦艽蠲痹通络;百合宁心安神除虚烦;仙鹤草凉血补虚;三七粉破瘀散结,活血而不伤血。中医认为本病病因根本在于阴津亏耗、化生以及输布异常,导致津液内不能滋养脏腑经络,外不能濡润皮肤及孔窍。张老师在总结前人经验基础上提出原发性干燥综合征多因先天不足或后天失养而使得燥邪入侵得病,燥邪热毒困遏脾土,脾胃生化输布功能失常,津液无法布散而呈现一派阴虚津亏之象;病因为燥毒内侵,困遏脾土,伤津耗液;病机总以燥毒为本,津伤为标;刘完素指出"诸涩枯涸,干劲皴揭,皆属于燥""燥胜则干";《素问·至真要大论》也指出"燥者濡之",故治疗原则应以清燥毒为主,辅以滋阴。张老师主张多用甘寒凉润之品如金银花、贯众、蒲公英、半枝莲、紫花地丁等,少用苦寒伤阴之品如黄连、黄芩、黄柏等。原发性干燥综合征临床总以口眼干燥、皮肤干枯为主诉,故养阴生津亦为治疗原则之一;张老师多选性质柔润不腻、养阴润燥不恋邪之品以沙参、麦冬、玉竹为代表;可酌情加入乌梅、山楂、五味子、白芍等,因为这些药物除具有养阴润燥的作用外,还可通过其本身味为酸性的特点刺激味觉反射,促进唾液和胃液反射,起到"酸甘化阴"之效。

值得一提的是,在临床上可见一些夹杂之证,如部分患者诉口渴不欲饮、便溏、苔腻等湿热互结之证,中医认为阴液亏虚导致肺脾肾三脏水液代谢失调,不能布散濡养亦可导致水液内停,外呈湿热互结之象,临床用药可辅以清热化湿药,常用土茯苓、藿香、栀子、厚朴、泽泻、白豆蔻等;部分患者燥邪内侵,深入血分,导致血行不畅,加之阴亏血气无以为养,气滞血瘀,经脉不通,导致肌肤枯瘪甲错,肢端麻痛,乃瘀热互结所为,治热必先化瘀,使热邪随瘀而去,临床多选用桃仁、红花、赤芍、水蛭、土鳖虫等,并配伍穿山甲、漏芦、王不留行等穿透力较强的引经药,使整体药力直达病所,通畅血脉,逆转病机。

综上所述,张老师主张清热解毒,辅以养阴生津、活血行气等为治则辨证治疗原发性干燥综合征,经临床验证疗效肯定,值得在临床推广应用。(张钰,付新利 2011 年第 5 期《广西中医药》)

吴生元验案 2 则

验案 1

某女,57 岁,2011 年 12 月 10 日初诊。患者 2008 年确诊为干燥综合征,在某医院以甲泼尼龙片为主治疗,继而又服羟氯喹半年,均是起初临床疗效不错,但时间稍久则病情反复加重。患者口干舌燥,长期吃流质食品,遇冷及饮食不慎则口腔灼热,平素畏寒怕冷,五更泻,白细胞低,阵发性烘热,咽干声嘶,咯痰不爽,右侧腮腺反复肿胀,龋齿,心情悲观,舌质偏红有裂纹,少苔欠润,脉弦细无力。中医诊断:燥证。辨证:燥热津伤兼肾阳不足。治以滋阴润燥,沙参麦冬石斛汤加减。

处方:北沙参 30 克,麦冬 15 克,石斛 15 克,玉竹 20 克,甘草 10克,黄精 20 克,桑螵蛸 10 克,杜仲 15 克,补骨脂 15 克,木蝴蝶 15

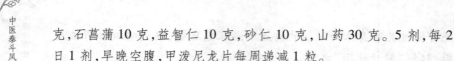

克,石菖蒲 10 克,益智仁 10 克,砂仁 10 克,山药 30 克。5 剂,每 2 日 1 剂,早晚空腹,甲泼尼龙片每周递减 1 粒。

12 月 20 日二诊:患者口干舌燥、畏寒怕冷、五更泻大减,余症同前,原方加山豆根 8 克,玄参、板蓝根、金银花各 15 克。10 剂,煎服法同上。服 10 剂后,患者腮腺肿胀已愈,龋齿不再成块状脱落,能吃较软食物。续服原方 15 剂,激素减至维持量每日 4 毫克,维持半年。另嘱患者平素以下方代茶饮(洋参 5 克,石斛 10 克,麦冬 10 克,枸杞子 10 克,白豆蔻 5 克,甘草 5 克,菊花 5 克,每日 1 包),半年后随访,病情未再加重。

验案 2

某女,76 岁,2011 年 11 月 22 日初诊。患者口干舌燥,口角生疮溃烂,口腔溃疡反复发作 3 年余,食辛辣之品加剧。询其病情,无味觉,吃饭较困难,睡眠不佳,大便调,夜尿 4～6 次,观其皮肤干燥如鱼鳞状,冬天尤甚,舌质偏淡、少苔、有裂纹,脉沉细。下唇腺病理活检淋巴细胞灶≥1 个,自身抗干燥综合征 A 抗体(＋)。中医诊断:燥证。辨证:上热下寒,虚火上浮。治疗以清上温下、引火归原为法,用加味潜阳封髓丹。

处方:黄柏 20 克,砂仁 20 克,甘草 10 克,龟甲 15 克,肉桂 20 克,山豆根 8 克,露蜂房 10 克,板蓝根 15 克,金银花 15 克,骨碎补 15 克,补骨脂 15 克,细辛 8 克,石菖蒲 10 克,桔梗 10 克,益智仁 30 克,山药 30 克,乌药 10 克。7 剂,每日 1 剂,水煎服,每日服 3 次。同服甲泼尼龙片 8 毫克,每日 1 次。

服完 7 剂后,病情减轻,口角生疮溃烂、口腔溃疡基本愈合,夜尿 2～3 次,开始有点味觉,余症同前,效不更方,上方加雷公藤 20 克,嘱其续服 1 个月复查。

2012 年 1 月 5 日三诊:患者诸证大减,下唇腺病理活检,已小于 1 个淋巴细胞灶。以上方去益智仁、山药、乌药。每 2 日 1 剂,水煎服,早晚各 1 次,嘱其坚持再服用 2 个月,平时以茶饮方长期服用,巩固疗效。

【诊疗心法要点】吴老认为干燥综合征发病根本在于"燥邪"。发病本质是气阴津液亏虚，与肺、脾、肝、肾等脏腑密切相关，在临床上治宜滋阴润燥，清上温下，温肾阳、化津液，解燥毒。（罗世伟2013年第10期《中医杂志》）

刘祖贻验案1则

验案

刘某，女，47岁，2011年7月8日初诊。患者手指关节、腕关节肿痛、屈伸不利，伴晨僵、口眼干燥1年。1年前患者出现手指关节、腕关节肿痛、屈伸不利，伴晨僵，继而出现口眼干燥，在某医院诊断为类风湿性关节炎合并干燥综合征。曾用糖皮质激素等药物治疗，症状稍缓解，但因副作用较大而停药，并转求中医治疗。就诊时症见：双目干涩如有异物，口干；指、腕关节疼痛、肿胀，屈伸不利，有晨僵现象；舌红、苔薄，脉细。辨证：肝肾阴虚，筋脉失于濡养，致湿瘀痹阻。治法："燥者濡之"，先拟滋阴为主，佐以蠲痹通络。

处方：生地黄30克，怀山药30克，金石斛30克，忍冬藤30克，夜交藤30克，络石藤15克，青风藤15克，乌梢蛇15克，露蜂房10克。水煎服，每日1剂，早晚分服。

2011年7月15日二诊：口、眼干燥减轻，但关节痛未缓解。仍以养阴为主，续原方。

2011年7月29日三诊：口眼干燥已不明显，舌有津液，关节痛稍减。阴精渐生，可稍加重蠲痹之品。

处方：生地黄15克，怀山药30克，金石斛30克，忍冬藤30克，青风藤30克，威灵仙30克，全蝎10克，乌梢蛇15克，透骨草15克，露蜂房10克，醋延胡索10克。

2011年8月12日四诊：关节痛明显减轻，已无晨僵。

处方：生地黄15克，怀山药30克，金石斛30克，忍冬藤30克，青风藤30克，威灵仙30克，鸡血藤30克，乌梢蛇15克，全蝎10克，三七片 10 克,醋延胡索 10 克。

2011 年 8 月 26 日五诊:关节痛已无,屈伸已利。以原方续服月余,病情稳定。

【诊疗心法要点】本案为类风湿性关节炎合并干燥综合征。患者目干、口干,为肝、脾脏阴液亏虚之征,其舌红、苔薄、脉细为阴虚化热之佐证;又关节肿胀疼痛为湿热阻滞筋脉,《素问·至真要大论》提出"燥者濡之"的治疗总原则,刘老师认为,干燥综合征合并类风湿性关节炎的中医病机多为脾肾阴虚、湿毒阻痹经脉,治宜滋养脾肾阴液而润燥凉营,祛湿通络以利节止痛,但宜以补阴为先,使阴气复,则脉管、筋脉复润,涩滞可行。首诊方中重用生地黄以凉营血、活血通脉,用大剂量怀山药、金石斛滋补脾肾阴液;诸藤类药物如忍冬藤、夜交藤、络石藤、青风藤以解毒祛湿、通利关节;乌梢蛇、露蜂房擅走经络,助藤类药物解毒祛风湿、止疼痛。患者服药 21 剂后,口眼干燥几无,关节疼痛较明显。虽阴虚之外证已不显,但干燥综合征较顽固,仍当滋养肝肾以巩固疗效,另需加重祛湿除痹之力。故去夜交藤,改用青风藤,加醋延胡索,二药活血止痛之力较强。半个月后,患者关节疼痛已明显缓解,再服 14 剂,关节疼痛消失。(刘芳,罗星,向茗,等 2014 年第 4 期《上海中医药杂志》)

段富津验案 2 则

验案 1

王某,女,36 岁,2010 年 3 月 26 日初诊。主诉:口唇干裂需频频饮水,两目干涩,皮肤干燥,胃脘隐痛不舒,心烦,小便短少,大便秘结,舌暗红、少苔,脉沉细。曾经现代医学检查确诊为干燥综合征。中医诊为肺胃阴伤型燥痹。治宜润肺益胃,养阴生津润燥。

处方:玄参、葛根各 25 克,肉苁蓉 20 克,玉竹 10 克,生地黄、麦冬、沙参、天花粉、知母、石斛各 15 克。7 剂,水煎服。

二诊:患者口干较前略有好转,仍觉目干,舌红,脉细。原方加枸杞子20克、五味子10克。7剂。

三诊:患者仅晨起略感口干,两目干涩缓解,大便通,但觉眠差。舌淡、苔薄,脉沉细。上方加炒酸枣仁20克、远志10克。随证加减治疗2个月后,患者口干明显缓解,无须频频饮水,眼干及皮肤干燥均得以明显缓解,遂改为丸剂以调理预后。

验案2

徐某,女33岁。患口干3年,西医诊断为干燥综合征,唾液腺萎缩,经多方医治,效果不显。2009年11月27日来诊,口中无唾液,虽饮水无济于事,说话亦需饮水,进餐必须汤羹。肌肤干燥,大便微干,时而稍觉气短,足膝微有酸软,头发少白略枯。舌质淡红、苔少而干,脉略细。余无不适。辨证以气阴两虚论治。

处方:生晒参15克,麦冬20克,五味子10克,玄参20克,生地黄20克,当归15克,玉竹20克,生甘草15克。水煎服。

2009年12月4日二诊:服上方7剂,明显好转,口干减轻,饮水量少,一般说话可不漱口,大便微干,唯睡眠欠佳。继用上方加柏子仁20克养心安神,兼可益气润燥;天花粉10克润燥生津。

2009年12月14日三诊:服上方10剂,继续好转,饮水量显著减少,外出可以不随身带水,口中时时有津,大便正常。上方去玄参,投10剂。

2011年12月25日四诊:症状不著,继服上方10剂,并以4剂为末,制成蜜丸。每丸重9克,每次1丸,每日2~3次,巩固疗效。

【诊疗心法要点】此证属燥痹。段老认为肺为五脏之华盖,燥热之邪最容易伤肺,以致肺胃阴伤。故本病治疗原则以滋阴润燥为大法,增液润燥、养阴生津。验案1处方以增液汤加减化裁。方中玄参滋阴润燥,壮水制火;生地黄、麦冬、沙参益肺养阴,壮水生金,与玄参配伍加强滋阴润燥之力;葛根、天花粉、玉竹清热润燥,生津止渴;肉苁蓉滑肠润燥,因肺和大肠相表里,润肠则有利于润肺;石斛、知母具有养阴清热、益胃生津之功。验案2方中用生晒参、麦冬、五味子补气生津,俾脾气散精,上归于肺;生地黄、玄参配合麦冬,补肾滋阴、润燥生津;当归补肝养血,使精血互生,肝肾同调;玉竹、天花粉,养阴润燥,生津止渴。(孙丽英,秦鹏飞,梁雪2014年第2期《中医药信息》)

干祖望验案2则

验案1

谢某,女,53岁,1985年1月31日初诊。口、眼、鼻、咽喉干燥已2年左右。口舌干燥,不耐多言,咽喉堵塞感,两目干涩,视物模糊,视力下降。两膝关节乏力,活动不利。检查:鼻黏膜苍白少液,咽部两侧索肥大。舌质胖、苔薄,脉来左细右沉。

处方:党参10克,白术6克,茯苓10克,白扁豆10克,怀山药10克,陈皮6克,甘草3克,当归10克,石斛10克,黄精10克。试进20剂,忌辛辣、煎炸食物及花生等。

1985年2月28日二诊:药后目已有泪,口干稍轻,两膝关节无力及运动不灵活似乎也有改善。检查:同上诊。舌质胖、苔薄,脉细。

处方:党参10克,茯苓10克,白扁豆10克,怀山药10克,石斛10克,黄精10克,桑寄生10克,杜仲10克,秦艽6克,功劳叶10克,乌梅10克。5剂,水煎服。

三诊:药治后,咽干唯在夜间出现,鼻腔已有舒服感,眼睛稍滋润,两膝关节也有不同程度好转。鼻腔少液,咽部两侧索肥大,舌胖、苔薄,脉细。

处方:党参10克,茯苓10克,白扁豆10克,山药10克,当归10克,白芍6克,石斛10克,黄精10克,乌梅10克,桑寄生10克,功劳叶10克。5剂,水煎服。

1985年5月2日四诊:口干、咽燥、眼涩、鼻槁,虽不若前者之甚,但终难告失。两膝关节已轻松,但腰酸,肩胛部有牵制感。检查:鼻黏膜较干,两侧索肥大潮红。舌胖、苔薄,脉细。

处方:党参10克,白术6克,茯苓10克,白扁豆10克,怀山药10克,石斛10克,天花粉10克,芦根30克,沙参10克,乌梅10克,油松节2个。5剂,水煎服。

1985年5月30日五诊:诸窍干燥较前又润,唯眼睛干燥,视物总难明察。久坐则腰痛。检查:除咽部两侧索肥大外,余无病变。舌胖、苔薄,脉细。

处方:党参10克,茯苓10克,白扁豆10克,怀山药10克,石斛10克,黄精10克,沙参10克,乌梅10克,功劳叶10克,杜仲10克。5剂,水煎服。

1985年7月4日六诊:累进参苓白术散加减130剂,五官之燥基本消失。检查:鼻咽无异常,舌质胖、苔薄,脉细。

处方:党参10克,茯苓10克,白扁豆10克,怀山药10克,石斛10克,黄精10克,玉竹10克,沙参10克,乌梅10克,功劳叶10克。5剂,水煎服,隔日1剂。

验案2

贾某,男,52岁,1991年9月15日初诊。多年来口腔、咽喉、鼻腔干燥,1979年更严重起来,有异物感,无痛感,有冒火样烧灼样感觉。求饮冀润,饮喜温水,每年以秋冬季最严重。痰少而稠,频频做清嗓运动。现在因受凉而发热、咳嗽10多天,但刻下已近恢复,有时发音嘶哑。检查:咽后壁黏膜有萎缩现象。舌白腻如敷粉,脉平。

处方:桑叶6克,菊花10克,金银花10克,车前子10克,藿香10克,佩兰10克,陈皮6克,浙贝母10克,杏仁10克,薏苡仁10克,天竺黄6克。5剂,水煎服。

1991年11月4日二诊:上方累进14剂,干燥者已润30%。在咽部已有痰液。检查:咽后壁稍感红润。苔薄,脉平。

处方:生地黄10克,玄参10克,麦冬10克,沙参10克,玉竹10克,芦根30克,天花粉10克,石斛10克,知母10克,玉泉散30克(包)。7剂,水煎服。

1991年12月10日三诊:两诊之间,时逾匝月,上方又进14剂。

适当好转之时,辍药半月多,干燥又来,异物感也出现,重点在鼻咽腔,有痰,饮水已减少,喜温。检查:咽后壁黏膜依然萎缩,干枯少液。苔薄,脉平。

处方:生地黄10克,黄精10克,玄参10克,玉竹10克,知母10克,川黄柏3克,桔梗6克,天花粉10克,麦冬10克,甘草3克。7剂,水煎服。

【诊疗心法要点】以上两例,都为干燥综合征。该病主症之干,先干津液,故而喉科的慢性咽炎、鼻科的干燥性鼻炎、萎缩性鼻炎中很多为局限性干燥综合征。其治疗:急性燥证者,多为外燥,为肺肾阴劫所致,故可从肺肾论治;慢性燥证者,多为内燥,则为脾虚生化失职、津液乏源所致,当从脾胃着手。验案1燥证虽属阴虚之病,但病程2年,观其舌脉都为脾虚之象,是津液乏源,无以补充肺肾润窍。实乃燥证为标,脾虚是本。李东垣所谓"胃气一虚,耳目口鼻俱为之病"者是也。故用参苓白术散培土健脾,生金益水,以治其标;佐以养阴之石斛、黄精等药压抑其标,从而使缠身2年之病渐愈。(《中国百年百名中医临床家丛书:干祖望》)

复发性多软骨炎

张镜人验案 1 则

验案

吴某,女,39 岁。双膝、肩、肘、膝关节疼痛 2 年余,伴鼻梁、两耳郭肿痛,双眼结膜充血,头晕乏力,舌苔薄腻、舌质偏暗,脉细数。耳软骨病理切片示:耳后弹力软骨组织有变性及软骨周围见淋巴细胞浸润。符合复发性多软骨炎的病理改变。证属肝肾亏损,瘀热阻滞脉络。治拟益肝肾,清瘀热,和络脉。

处方:丹参 9 克,茺蔚子 9 克,赤芍 9 克,白芍 9 克,炒牡丹皮 9克,墨旱莲 15 克,炒桑枝 15 克,茅莓根 30 克,独活 9 克,仙鹤草 15克,刘寄奴 9 克,炒川续断 15 克,炒牛膝 9 克,炒滁菊 9 克,白花蛇舌草 30 克,香谷芽 12 克,知母 9 克。

1 个月后,耳郭肿痛、关节疼痛、黏膜充血均见明显好转。

【诊疗心法要点】本病属中医的骨痹范畴,《素问·痹论篇》云:"其入脏者死,其留连筋骨间者疼久。"其病变部位在软骨,张老认为,其与肝脾肾有关,由于病症反复,正气虚弱,肝脾肾亏损,加之邪气久留不去。治疗当以扶正祛邪、健脾益肾柔肝为主,方能取得满意的疗效。(张蓓莉 2002 年第 2 期《辽宁中医杂志》)

❀ 多发性硬化

周仲瑛验案 1 则

验案

王某,女,47 岁,2001 年 5 月 14 日初诊。1997 年 3 月感冒,嗅觉失灵,头昏。1998 年 10 月因劳累后头昏加重,左侧手足乏力,活动不灵,麻木。经多次核磁共振检查,最后诊断为多发性硬化,曾住某脑科医院,用激素治疗,一度有效,上班感冒后又见加重。目前左侧偏半头部麻木,疲劳乏力,左侧手足软弱,气短声低,不欲饮食,二便尚调,舌苔黄底白腻、舌质暗紫,脉细。现服用泼尼松,每日 60 毫克。证属气虚湿困,肝肾下虚,风痰瘀阻。

处方:黄芪 30 克,葛根 15 克,白术 15 克,薏苡仁 15 克,川石斛 12 克,姜黄 10 克,怀牛膝 10 克,炮穿山甲 10 克(先煎),乌梢蛇 10 克,制全蝎 5 克,党参 15 克,当归 10 克,鸡血藤 20 克,制天南星 10 克,制僵蚕 10 克。同时配合用复方马钱子胶囊 0.25 克,每日 2 次。

2001 年 5 月 21 日二诊:药后平平,语言声低,左侧手臂活动不灵,怕冷,吹风受凉后疼痛,右侧手臂稍麻,纳差,恶心,睡眠不佳,口干,舌苔黄腻,脉细滑略数。证属风痰瘀阻,气血不能灌注,肝肾亏虚。

处方:制白附子 10 克,制天南星 10 克,制全蝎 5 克,制僵蚕 10 克,炮穿山甲 10 克(先煎),当归 10 克,黄芪 30 克,制蜈蚣 3 条,法半夏 10 克,细辛 4 克,炒白芥子 9 克,炙桂枝 10 克,熟地黄 10 克,鹿角片 10 克(先煎),炮姜 3 克,炒神曲 10 克,川石斛 10 克,夜交藤 25 克。

　2001 年 5 月 28 日三诊:药后左侧头部、肩臂麻木减轻,右肩麻木亦有好转,一周来曾腹泻2次,原方加炒苍术10克、黄柏10克。

2001年6月4日四诊:日来左侧颜面及右侧均有麻感,肩臂时麻,头昏头痛不显,语言费力,心慌,纳差,口干,舌苔薄腻淡黄、舌质暗,脉细滑。证属肝肾亏虚,风痰瘀阻,湿热内蕴。

处方:制白附子10克,制僵蚕10克,全蝎6克,炮穿山甲(先煎)10克,白薇15克,泽兰15克,地龙10克,黄芪40克,葛根20克,炒苍术10克,白术20克,防己12克,黄柏10克,天仙藤15克,姜黄10克,炙蜈蚣3条,淫羊藿10克,制天南星10克,法半夏10克,枸杞子10克,川石斛12克。

此后1年,在此方基础上加减调整用药:夜寐易惊加合欢皮15克、夜交藤25克;颜面、肩臂麻感加白薇15克、鸡血藤20克;食后腹胀加砂仁3克、炒神曲10克、陈皮6克、丹参15克;怕热、尿黄加知母10克、生地黄10克。

至2002年7月1日再诊时,病情基本稳定,但两手臂仍时有蚁行感,下肢浮肿,犹如针刺,寐多困倦,时有燥热,语声尚可,但不欲多言,气短,烘热,苔黄薄腻,脉细。现激素已降为150毫克/日。上方加鸡血藤15克、红花10克、薏苡仁15克。治疗2月余病情已明显改善,能正常工作。

【诊疗心法要点】本例患者以感觉障碍如左侧颜面及右侧均有麻感,肩臂时麻为主症,结合疲劳乏力,气短声低,手足软弱,手心烫,晨尿色黄,口干,辨证为风痰瘀阻,气血不能灌注,肝肾亏虚,湿热内蕴,治疗以牵正散合白薇煎、四妙丸加味。方中制白附子、制僵蚕、制全蝎、地龙、炙蜈蚣、制天南星搜风化痰、祛瘀别络,炮穿山甲、白薇、泽兰、红花、天仙藤、鸡血藤活血通络、利水消肿,炒苍术、白术、防己、黄柏、薏苡仁清热利湿,枸杞子、川石斛、黄芪、葛根补益肝肾,益气除痹。药后患者症状得以改善,激素用量减少,生活质量提高。(叶丽红,皮文霞,吴勉华2003年第7期《中医杂志》)

石学敏验案 1 则

验案

　　某女,41 岁,2010 年 4 月 2 日初诊。进行性下肢痉挛性瘫痪 2 年余,经全面检查,诊断为多发性硬化。患者双下肢严重痉挛,不见任何下肢自主运动,大小便失禁,腱反射亢进,双下肢麻木,深、浅感觉障碍,双巴氏征(＋),表情淡漠,情绪低靡,未见视力障碍。舌淡、苔薄白,脉弦细。患者生活质量受到严重影响,经激素治疗后未见明显改善,并见骨质疏松等不良反应。别无他法,遂闻石学敏院士之名而至。石老诊之,考虑肝肾之精久耗而亏,邪气乘虚而入,筋脉失养,致筋肉挛急,二便失司。立法选穴以醒脑神,益肝肾,调气血,通经筋。取委中、内关、水沟、合谷、太冲、华佗夹脊、三阴交、太溪、风池、足三里等穴。但由于患者病情较重且病程较长,下肢筋肉已现萎缩现象,故其预后较差。治疗以提高生活质量为主要目的。每日治疗 1 次,1 个疗程(14 日)后,患者下肢痉挛症状缓解,并可自行屈膝动作,大小便失禁亦见改善,可行缩肛动作,下肢痛、温感觉增强。

　　继续针刺治疗 2 个月后,患者下肢痉挛症状明显缓解,可自行膝关节屈、伸动作,二便失禁完全控制,下肢麻木消失,感觉明显增强,情绪亦见好转,大大提高了患者的生活质量。石老师考虑此患者病情较重,需长期治疗与长期自我康复锻炼。

　　【诊疗心法要点】石老师认为,中医学对该病的认识应责于肝肾亏损,以致经脉气血亏虚,二便失司等。结合石老师多年的经验,刺内关以开心脉、通关窍、理三焦、畅气机;针水沟达醒脑开窍、升阳调气之功,两穴共同可调神通窍,使窍通而邪有所出路,气血调而筋脉得养。三阴交为足三阴经的合穴,可调脾胃、益肝肾;太溪穴为肾经原穴,可滋肾养阴;刺合谷、太冲又称开四关,二穴一阴一阳,一气一血,一脏一腑,一升一降,以达疏通经络、补益气血之功。足三里为胃经之下合穴,可调理脾胃、扶正培元、通经活络,委中为膀胱经之下合穴,可舒筋通络,固涩膀胱。华佗夹脊穴恰为督脉与足太阳膀胱经经气外延重叠覆盖之处,夹脊穴于此联络沟通二脉,以调脏腑。风池为足少阳胆经之穴,可祛邪以清利头目。综合以上穴位之用以达调补肝肾、舒筋通络之功,故临床见针刺治疗本病疗效显著。(乔波,张春红 2011 年第 7 期《上海针灸杂志》)

多发性肌炎与皮肌炎

周仲瑛验案1则

验案

穆某,男,49 岁,2008 年 11 月 12 日初诊。2 年前始觉肌肉酸痛,渐重,曾住院检查确诊为风湿性肌炎,用泼尼松、甲氨蝶呤、阿法骨化醇等综合治疗至今,仍觉周身不舒,疲劳乏力,关节不痛,欲寐,稍有口干。舌苔黄厚腻、舌质暗紫,脉细滑。证属肝肾亏虚,气虚湿困,痰瘀阻络。

处方:秦艽、炒苍术、炒黄柏、制天南星、晚蚕沙(包煎)、片姜黄、川石斛各 10 克,汉防己、葛根、生薏苡仁、生黄芪、鬼箭羽、桑寄生、鸡血藤各 15 克。14 剂。

二诊:最近肌肉酸困反见加重,胸闷气短,但舌苔厚腻有改善,脉细滑。推测症状加重可能与天气寒冷有关,守法观察。原方加络石藤、青风藤各 15 克,14 剂。

三诊:药后周身肌肉酸困明显减轻,但仍有不定位酸痛,自觉腰骶部冷,精神好转,食纳增加。原方加淫羊藿 10 克,青风藤、络石藤各 15 克。14 剂。

四诊:药后肌肉酸困,天阴加重,左臀部坐骨神经痛、足跟牵痛减不能尽。原方加马勃 5 克,络石藤、青风藤、肿节风各 15 克。14 剂。

五诊:药后周身酸困基本消失,但阴雨有影响,两胁下酸胀不舒,右大腿酸,晨尿色黄,大便稀,凌晨躁热,但未出汗,舌苔黄、边尖红,脉细滑。原方加功劳叶 10 克,大生地黄 12 克,络石藤、青风藤、肿节风各 15 克。14 剂,巩固治疗。

【诊疗心法要点】本案周老师从肝肾亏虚,气虚湿困,痰瘀阻络辨证,以秦艽、葛根、片姜黄祛风散寒通络;炒苍术、汉防己、炒黄柏、生薏苡仁、蚕沙、青风藤、络石藤、肿节风祛湿消肿;制天南星、马勃化痰通络;川石斛、桑寄生、大生地黄、淫羊藿、功劳叶补益肝肾,强壮肾督;予生黄芪益气,配合鸡血藤、鬼箭羽以行血活血。诸药合用,共奏补肝肾、益气血、祛风湿、蠲寒痛、散痰结、活瘀血之功。运用藤类药治疗痹证是周老师多年的经验之一,周老师指出,凡藤蔓之属,善于攀越缠绕,质地坚韧,不但具有祛风除湿、行气活血功效,更是通络引经之使药佳品,用于痹证尤佳。(陈四清,韩旭 2009 年第 6 期《浙江中医杂志》)

邓铁涛验案 1 则

验案

　　梁某,男,14 岁,1993 年 2 月 12 日初诊。四肢无力伴疼痛、触痛 5 个月,面部皮肤蝶形红斑 9 年。患者 5 岁时因发热后,左侧脸部近颧骨处皮肤出现一小红斑,无痛痒,未系统治疗。后渐向鼻梁两侧颜面扩展,7 岁时红斑已形成蝴蝶状。某医院皮肤科经血、尿等相关检查排除红斑狼疮病变。当年回乡下生活 20 余天,进食清凉之品,红斑曾一度消失,后又复发。1992 年 9 月发热(38℃)后出现四肢无力,伴肌肉疼痛,登高困难,双腿疼痛。1993 年 1 月入住某医院,经检查诊为皮肌炎,并以激素治疗(泼尼松 15 毫克,每日 3 次),症状未改善,兼见颈肌疼痛,要求出院改为中医治疗。诊见:颜面对称性红斑,四肢肌力减弱,下蹲起立无力,须用上肢支撑,双大腿肌肉疼痛,上楼困难缓慢,须双手攀扶扶栏,双大腿肌肉瘦削,四肢肌肉压痛,颈肌疼痛,低热,体重下降,舌嫩红、苔白厚,脉细稍数无力。检查:血清抗核抗体(+),补体 C 40.7 克/升,血沉 34 毫米/小时,心电图示:窦性心律不齐。肌电图示:肌源性损害。西医诊断:皮肌炎;中医诊断:肌痹。证属气阴两虚,湿热郁结肌肤,痹阻经络。治宜养阴益气,健脾祛湿,活络透邪。

处方:青蒿、牡丹皮、知母各 10 克,鳖甲(先煎)、地骨皮各 20 克,太子参 24 克,茯苓、白术各 15 克,甘草 6 克。7 剂,每日 1 剂,水煎服。

1993 年 2 月 19 日二诊:自觉下蹲活动时腿部肌肉疼痛减轻,体力增加,能独自登上六楼,但感气促,大便每天 1 次,颜面部皮肤红斑色变浅。舌边嫩红、苔白稍厚,脉细重按无力。效不更方,守方,太子参、地骨皮、鳖甲用量增至 30 克,白术减为 12 克。

1993 年 3 月 12 日三诊:经 1 个月治疗,面部红斑逐渐缩小、色变淡,双臂力及下肢肌力均增强,肌痛减,腿部肌肉增粗,唯下蹲稍乏力,泼尼松用量由每次 15 毫克减为 10 毫克,每日 3 次,现再减为早上 10 毫克,中午、晚上各 5 毫克。近 4 日来伴鼻塞、咳痰,舌嫩红、苔白,脉细右尺沉,左尺弱。守一诊方加苦杏仁 10 克,桔梗、橘络各 6 克。

1993 年 4 月 9 日四诊:上方加减治疗又服 1 个月,面部红斑渐消失,肌肉复长,体重比入院时增加 7 千克,肌力增强,下蹲时肌痛消失,动作灵便,行走不觉疲乏,泼尼松减至每次 5 毫克,每日 3 次,满月脸消减,半夜易醒,口干多饮,痤疮反复发作,舌略红、苔白,脉细尺弱。

处方:青蒿、牡丹皮各 10 克,鳖甲 20 克(先煎),地骨皮、五爪龙、太子参各 30 克,知母、生地黄、白术、茯苓各 12 克,山药 18 克,甘草 6 克。

1993 年 6 月 19 日五诊:共服中药 133 剂,泼尼松减至每次 5 毫克,每日 1 次。肌肉疼痛及面部红斑消失,四肢肌力已恢复,体重 53 千克(符合标准体重),唯面部痤疮较多,口干,梦多,舌淡红、质嫩、苔白,脉细。复查血、尿常规及相关检查,除血沉 27 毫米/小时外,余未见异常。守一诊方去白术、茯苓,加紫草、墨旱莲各 10 克,女贞子 16 克。以后患者坚持服四君子汤合青蒿鳖甲汤为基本方,酌加太子参、五爪龙以益气;何首乌、夜交藤、楮实子以养心、肝、肾;或佐以丹参、鸡血藤活血养血;暑天选西瓜皮、冬瓜皮、苦参、紫草解暑清

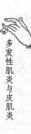

热,治疗痤疮、毛囊炎。服药至1994年1月1日,泼尼松停用,症状消失,无复发,病告痊愈。其父母恐复发,让患者间断治疗至1996年,曾做多项相关检查无异常。

【诊疗心法要点】邓老师认为,本病在发病过程中以皮损为主症者,应以皮肤红斑论治;如以四肢肌肉疼痛为主,则以痹证论治;若以肌肉无力为主者,应以痿证论治;若病变向深重发展,形体受损延及内脏者则可按虚损论治。本病多虚实夹杂,患者多见禀赋不足,气血内虚,病邪侵袭,致湿热交结、气血凝滞、经络痹阻而病发。急性发病者,多见于儿童,儿童为稚阴稚阳之体,形体矫嫩,加之禀赋不足,正气内虚,不足以抗病,致使发病急剧,发生全身中毒症状,很快累及脏腑,数周内危及生命。慢性发病者,病程缠绵难愈,严重者日久内虚,形体受损,活动不能,终至危及生命。因本病多为虚实夹杂症,治疗应时时顾护正气,扶正祛邪,有利于疾病的康复。本案患者5岁时因发热出现面部红斑,不痛不痒,此亦是风邪搏于皮肤,血气不和所生也,加上失治,患者正气虚弱,不足以御邪,故使病邪留恋,经久不愈,日渐加重,至7岁时形成蝶形红斑。病机属阴虚火旺。由于正气受损,病邪郁于肌表,延至13岁时,又复感外邪发热,时值9月,暑湿与内热相搏,使病由表及里,痹阻经脉,侵犯肌肉,致使肌肉疼痛,痿软无力,发为肌疾。一诊见患者面部红斑,肌肉疼痛,痿软无力,舌质嫩红,脉细数无力,此乃气阴亏损,阴虚内热之候,舌苔白厚为湿邪内蕴之证。病邪日久缠绵,肌肉萎缩无力,直接影响患者的生长和活动力,所以治疗肌肉病成了关键。根据"脾主肌肉四肢""脾主运化"理论,治疗以健脾为主,执中央以运四旁,生化气血以充养肌肤,运化水湿以祛湿邪,达到扶正祛邪目的。方选四君子汤健脾祛湿,化生气血。方中以太子参易党参,切合小儿稚阳之体补气而不助火,因邪热深伏,日久伤阴,故选青蒿鳖甲汤养阴搜络透热,取青蒿芳香性散,能透络诱邪外出,鳖甲直入阴分,滋阴入络搜邪,地骨皮、牡丹皮、知母凉血滋阴,清退虚热。诸药合用,共奏滋阴透邪之功。在整个治疗过程中,以四君子汤合青蒿鳖甲汤为基本方,并针对病变过程中气阴的变化,虚热湿邪孰多孰少,四时气候变化,标本缓急的不同,灵活加减。因药证相合,故获效。值得注意的是,本病缠绵难愈,后期患者体质多有虚损的一面,正虚难以御邪,病情反复,所以巩固治疗,扶正祛邪,补虚救损,是本病后期治疗必须注意的。(邓中光 2002 年第 12 期《新中医》)

张鸣鹤验案 2 则

验案 1

牛某,男,39 岁。因皮肤红斑,全身肌肉疼痛,无力,行动受限 80 余天,于 1984 年 10 月 16 日入院。病史:患者于 1984 年 7 月 20 日出现面颊、眼睑、颈部及上胸部暗紫色红斑,无明显诱因。曾按"暴晒性皮炎"治疗无效。1 个月后出现全身肌肉疼痛,极度疲乏无力,行动受限,吞咽困难等症。某医院诊断为皮肌炎,住院 40 余天,应用大剂量激素及免疫抑制剂治疗,病情无明显改善而转入我院。入院时全身肌肉剧疼,卧床不起,言语不利,吞咽困难,胸闷,咳嗽气喘,痰白黏稠量多。1977 年曾因头晕乏力,某医院诊断为"骨髓纤维化"。治疗后病情稳定。查体:体温 36.8℃,神志清,被动体位,说,话断断续续,语音不清。心律规整,无杂音,心率 82 次/分。两肺布满痰鸣音,肝未触及,脾左肋下 7 厘米。两上肢凹陷性水肿,上肢肌力 Ⅱ 级,下肢肌力 Ⅰ 级。双侧膝腱反射、肱二头肌反射消失,病理反射未引出。舌质暗红,苔黄腻,脉细滑。实验室检查:血红蛋白 105 克/升,红细胞 2.9×10^{12}/升,白细胞 4.3×10^9/升,中性粒细胞 0.78,淋巴细胞 0.22,血沉 80 毫米/时,24 小时尿肌酸 205 毫克,尿肌酐 784 毫克,谷草转氨酶 196 单位/升,乳酸脱氢酶 980 单位/升。西医诊断:皮肌炎、骨髓纤维化;中医诊断:肌痹、痿证、阴阳毒。治疗经过:入院后先用地塞米松 20 毫克/日,环磷酰胺 0.2 克/日,并应用中药清热解毒,凉血活血兼以健脾益气。

处方:金银花 30 克,连翘 15 克,生地黄 15 克,牛膝 15 克,牡丹皮 12 克,紫草 12 克,丹参 24 克,黄芪 30 克,党参 15 克,云茯苓 30

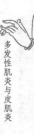

克,桔梗 12 克,车前子 24 克。每日 1 剂,水煎服。

服药 5 剂始见效,但由于患者吞咽困难,饮食时呛咳,异物进入呼吸道,引起呼吸系统感染,而出现高热,肌痛加重,呼吸困难,咳嗽,咯吐大量泡沫状黏痰,每日达 1 000 毫升左右,两肺底闻及湿啰音。遂选用庆大霉素、红霉素静脉滴注,以控制感染;鼻饲中药及流质饮食。中药改用清肺化痰止咳为主。

处方:金银花 30 克,连翘 15 克,生地黄 15 克,牛膝 15 克,牡丹皮 12 克,紫草 12 克,丹参 24 克,桔梗 12 克,云茯苓 30 克,生石膏 24 克,板蓝根 18 克,黄芩 12 克,紫苏叶 9 克,马勃 6 克。水煎服,每日 1 剂。并给予氧气吸入。

治疗 8 天后,患者体温下降,咳嗽减轻,痰量减少,但上肢仍肿胀,肌肉疼痛。拟麻杏石甘汤合二陈汤、三妙散加减,以宣肺和胃,清热利湿。

治疗 2 周以后,体温渐趋正常,皮肤水肿性红斑逐渐消退,上肢水肿减轻,吞咽好转。1 个月后拔除胃管,可进半流质饮食,肌痛大减,下肢肌力恢复至Ⅳ级。此期间已停用环磷酰胺,地塞米松也由 20 毫克/日逐渐减至 5 毫克/日。后以补中益气汤加减,健脾益气活血,佐以滋补肝肾。

处方:黄芪 30 克,升麻 9 克,柴胡 9 克,陈皮 9 克,党参 30 克,当归 12 克,炙甘草 6 克,菟丝子 18 克,枸杞子 15 克,何首乌 18 克,丹参 15 克,雷公藤 25 克,鸡血藤 24 克,赤芍 15 克,白芍 15 克。每日 1 剂,水煎服。

调治 3 个月,患者皮肤红斑基本消退,肌痛、吞咽困难消失,肌力完全恢复正常,行走自如,生活能自理。24 小时尿肌酸 184 毫克,尿肌酐 205 毫克,血沉、谷草转氨酶恢复正常。于 1985 年 3 月 15 日出院,出院时已改用口服泼尼松每日 15 毫克。

验案 2

贾某,女,22 岁。因四肢肌肉疼痛,全身无力,活动受限 40 余天,于 1983 年 9 月 22 日入院。病史:患者多天前,因夜宿受凉,第二天发热(体温 37.5℃),面部出现红斑,张口困难,腰痛,下蹲不利,以后渐感四肢肌肉疼痛,以近端明显,行动困难。病后 5 天在淄博某医院诊断为皮肌炎,应用泼尼松、抗生素等住院治疗近 20 天,病情无明显好转,自动出院,于 1983 年 9 月 27 日入我院。查体:体温 36.6℃,神志清,语声低弱,四肢软弱,卧床不起,面颊及四肢见点片状红斑。口受限,仅容一指。呼吸、吞咽困难,饮食时呛咳。心肺(-),肝脾未及。四肢肌肉压痛,以近端明显。肌力Ⅰ级,双侧膝腱反射明显减弱。舌质淡红、苔薄黄,脉滑数。实验室检查:血沉 17毫米/小时,谷丙转氨酶 172 单位/升,抗核抗体 1:40,狼疮细胞阴性。24 小时尿肌酐 135 毫克,尿肌酸 272 毫克。肌电图报告为肌源性肌病。西医诊断:皮肌炎;中医诊断:肌痹、痿证、阴阳毒。入院后继续应用氢化可的松 100 毫克/日,并应用中药犀角地黄汤加减,清热解毒,凉血活血。

处方:生地黄 15 克,牡丹皮 12 克,赤芍 12 克,羚羊角粉 1.5 克(冲服),金银花 30 克,连翘 15 克,紫草 9 克,丹参 30 克,川芎 9 克。每日 1 剂,水煎服。

治疗半个月,皮肤红斑逐渐消退,肌肉疼痛减轻,吞咽好转,但仍全身乏力,活动受限。遂改为补中益气汤加减,以健脾益气。服药 10 余剂后,感觉全身较前有力,握力增强,四肢略可抬离床面。当疾病逐渐好转时,患者不慎受凉,并发呼吸道感染,出现高热,头痛,胸闷,咳嗽,吐黄黏痰。中药遂改用辛凉解表,清肺化痰之剂。

处方:金银花 30 克,桑叶 9 克,葛根 15 克,黄芩 12 克,板蓝根 15 克,桑白皮 12 克,炒杏仁 9 克,前胡 12 克,炙枇杷叶 9 克,橘红 9 克,紫菀 12 克,款冬花 12 克。每日 1 剂,水煎服。并配用红霉素等控制感染。

10 天后,体温降至正常,咳嗽、咯痰渐愈。中药改以健脾益气、温补命门为主,佐以活血化瘀。

处方:黄芪 45 克,柴胡 6 克,升麻 6 克,当归 15 克,附子 60 克,肉桂 6 克,白术 12 克,陈皮 9 克,牡丹皮 9 克,丹参 30 克,党参 30克,鸡血藤 15 克。每日 1 剂,水煎服。

应用上方治疗5个多月,肌肉疼痛完全消失,肌力逐渐恢复至Ⅳ级,可自己行走,生活自理。复查24小时尿肌酐0.4克,尿肌酸0.1克,谷丙转氨酶正常。于1984年3月28日出院。出院后基本恢复正常工作,随访至今疗效巩固。

【诊疗心法要点】本病病机复杂,中医诊断既属痹证又属痿证,其出现红斑又属斑毒或阴阳毒之类。痿证多由先天不足、后天失调所致肾虚则精血亏乏,脾虚则化源不足,故筋骨肌肉失养成痿。痹证亦属气血虚弱、血运不畅、瘀血阻络所致。斑毒则系正气亏虚、感受邪毒、毒热入于营血而致。在急性进展期,病机属于本虚标实,应急则治其标,治当先行清热解毒,凉血活血。待红斑逐渐消退、邪毒清除以后,再以益气养血、补益脾肾治其本。实践证明,先祛邪后扶正是治疗该病行之有效的法则。皮肌炎的危险性很大程度在于吞咽障碍和呼吸肌麻痹。吞咽障碍容易造成吸入性肺炎或呼吸道梗阻而窒息;呼吸肌麻痹则更易产生窒息。因此,吞咽障碍时,必须同时采用鼻饲,以杜绝异物的吸入,验案1即是。两例虽然没有发生呼吸肌麻痹,但对于这种患者应随时备有自动呼吸机,以便病情需要时应用。(张鸣鹤,邱秀萍,周唯1986年第4期《山东中医学院学报》)

吴生元验案2则

验案1

王某,女,52岁,2010年8月20日初诊。自诉26岁患多发性肌炎,经治疗后病情平稳。近1年来病情反复,服用泼尼松200毫克/日、羟氯喹400毫克/日治疗,现仍感全身肌肉关节疼痛、肢软乏力,肌肉萎缩,体质量减轻至40千克,饮食少,口干不欲饮,眠差,舌红苔白,脉细。中医诊断:肌痹(肾气亏虚、下元不藏、虚火上泛证)。治宜清上温下、引火归原、纳气归肾、助阳生津。方用潜阳封髓丹加减。

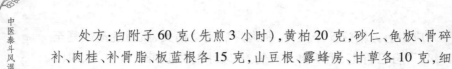

处方：白附子 60 克（先煎 3 小时），黄柏 20 克，砂仁、龟板、骨碎补、肉桂、补骨脂、板蓝根各 15 克，山豆根、露蜂房、甘草各 10 克，细辛 5 克。

连服 10 剂，仍感双下肢关节肌肉疼痛，余关节肌肉疼痛减轻，口干减轻，饮食增加，咽喉疼痛，大便时干时稀，舌淡、苔薄黄，脉沉细。继上方加桔梗 10 克，继服 5 剂，双下肢疼痛减轻，仍感腿软无力，舌尖溃疡，牙龈肿痛，咽痛口干，二便正常，舌淡、苔薄黄，脉沉细。守方继服 15 剂，双下肢疼痛明显减轻，口干减轻，舌尖溃疡愈合，牙痛咽痛消失，自觉两眼酸胀，舌淡、苔黄腻，脉细弱。之后守方再服 15 剂，诸证渐解。（李兆福，刘维超，彭江云，等 2013 年第 6 期《云南中医学院学报》）

验案 2

吴某，女，59 岁，1997 年 5 月 13 日初诊。自诉 30 年前无明显诱因患皮肌炎，经中药治疗后病情控制，正常生活，近 2 年来皮肌炎再次发作，经多家西医院治疗，病情未能控制。症见全身肌肉关节疼痛，肌肉萎缩，体重减轻至 35 千克，肢软乏力，饮食少，口干不欲饮，眠差，舌红白，脉细。实验室检查：肌酸磷酸激酶 950 毫摩尔/升，血清肌酐 4.38 毫摩尔/升，尿素氮 4.4 微摩尔/升，血清尿酸 245 微摩尔/升，谷氨酸脱氢酶 5.2 毫摩尔/升，谷草转氨酶 38 单位/升，乳酸脱氢酶 182 单位/升，羟丁酸脱氢酶 173 单位/升。证属肾气亏虚，下元不藏，虚火上泛。治宜清上温下，引火归原，纳气归肾，助阳生津。以潜阳封髓丹加味。

处方：白附片 60 克，黄柏 20 克，砂仁、龟板、骨碎补、肉桂、补骨脂、板蓝根各 15 克，山豆根、露蜂房、甘草各 10 克，细辛 8 克。

连服 10 剂，全身肌肉关节疼痛减轻，手臂疼痛减轻明显，双下肢仍疼痛，口干减轻，咽喉疼痛，饮食增加，大便时干时稀，舌淡苔薄黄，脉沉细。上方加桔梗 10 克，继服 5 剂，双下肢疼痛减轻，仍腿软无力，舌尖溃疡，牙龈肿痛，咽痛口干，二便正常，舌淡苔薄黄，脉沉细。守方继服 20 剂，手臂疼痛缓解，双下肢疼痛明显减轻，口干减轻,舌尖溃疡愈合,牙痛咽痛消失,自觉两眼酸胀,舌淡、苔黄腻,脉细弱。7月5日化验复查:谷草转氨酶41单位/升,肌酸磷酸激酶4单位/升,乳酸脱氢酶117单位/升,羟丁酸脱氢酶105单位/升,检验结果表明病情已得到控制。守方再服10剂,诸证渐解,至今病情稳定。

【诊疗心法要点】肌痹相当于西医多发性肌炎,中医常用清热解表润肺、健脾益气祛湿、解毒利湿清热、滋补肝肾、舒筋通络等法治疗。本患者病程日久,邪恋不去,已属晚期,病久入络,或阳损及阴,或阴损及阳,肾虚精血不能濡养筋骨经脉,故全身肌肉萎缩,体重下降、腿软无力;正气不足,风寒湿邪不化,经络阻滞,气血不畅则全身肌肉疼痛;肾气亏虚,下元不藏,虚火上泛则口干鼻干,咽喉疼痛,牙龈肿痛,舌尖溃疡,大便干,睡眠差,舌淡、苔薄黄或黄腻,脉沉细,亦属肾气亏虚,下元不藏,虚火上浮之象。本证为本虚标实,寒热错杂之证,故以潜阳封髓丹加减,纳气归肾,助阳生津,清上温下,引火归原,祛风活络,散寒止痛。在西医治疗的同时,配合中药,增效减毒,明显缓解肌肉疼痛、乏力、口疮、咽痛等症状。(彭江云、吴洋2000年第3期《四川中医》)

🌸 成人斯蒂尔病

王琦验案 1 则

验案

张某,女,46 岁,2011 年 8 月 8 日以发热 2 月余、全身皮疹 6 年为主诉就诊。患者近 2 个月每天发热,体温 37.9 ~ 39.2℃,达 20 日,服用甲泼尼松片 40 毫克/日,服用激素后空腹血糖达 10 毫摩尔/升以上,服用退热药后可缓解,体温降至 37℃,但药后又发热至 39℃,全身疼痛,热退时颈项咽喉疼,浑身乏力同时全身皮疹 6 年,服用激素药治疗,但目前亦无法控制,发热后痒甚,身上散在大块红斑,有疼痛感,寐差,入睡困难,多梦,近日腹泻,脚肿,舌暗、苔白腻,脉浮数。辨证属肺胃热盛,治当以清泻肺胃之热。

处方:炒栀子 10 克,淡豆豉 10 克,淡竹叶 20 克,生石膏 50 克,生地黄 20 克,黄芩 10 克,茵陈 10 克,滑石 15 克,石斛 20 克,枇杷叶 20 克,马齿苋 30 克,紫草 10 克。9 剂,每日 1 剂,水煎,分 2 次口服。

2011 年 8 月 17 日二诊:皮疹已控制 2/3,仍发热 38.9 ~ 39.5℃,每日 3 次。

处方:栀子 15 克,淡豆豉 15 克,石膏 50 克(先煎),淡竹叶 20 克,柴胡 12 克,黄芩 10 克,葛根 20 克,滑石 30 克(布包),忍冬藤 30 克,紫草 15 克,干地黄 30 克,青蒿 20 克(后下)。14 剂,每日 1 剂,水煎,分 2 次口服。

2011 年 9 月 5 日三诊:发热时达 39℃ 以上,体关节疼痛以膝关节为主,患者于某医院诊断为青年型类风湿性关节炎,即成人斯蒂尔病,并伴血糖高,贫血,低蛋白血症。

处方:土茯苓20克,草薢20克,鸡血藤30克,忍冬藤30克,生石膏30克,络石藤20克,乌梅20克,蝉蜕10克,僵蚕10克,熟大黄10克,西秦艽10克。21剂,每日1剂,水煎,分2次口服。

2011年9月6日四诊:20天来未发热,约36.2℃,两膝关节疼痛,不能活动。

处方:忍冬藤30克,络石藤20克,鸡血藤20克,夜交藤20克,土茯苓20克,草薢15克,晚蚕沙15克(包煎),威灵仙10克,西秦艽15克,僵蚕10克,蝉蜕10克,生大黄10克,干地黄30克。30剂,每日1剂,水煎,分2次口服。

2011年11月21日五诊:从9月5日以来未发热,激素从每天10片降到每天5片,关节痛大大缓解,且能行走下肢浮肿,面红,体重75千克,面容浮肿,全身胖,尿潜血(＋),脉滑。

处方:桂枝10克,生石膏30克,知母10克,黄柏10克,炙甘草6克,杭白芍10克,干地黄20克,土茯苓20克,草薢20克,生薏苡仁30克,茯苓30克,泽泻30克,白茅根30克,益母草20克,砂仁6克,冬瓜皮30克。30剂,每日1剂,水煎,分2次口服。

【诊疗心法要点】患者初到门诊时,以皮疹为主要症状,并伴有发热,王老师以肺胃热盛立法,以栀子豉汤、竹叶石膏汤加减治疗。二诊时,患者皮疹已控制大半,但持续高热,所以在药物上减轻清热凉血之紫草,加上清虚热之青蒿,配合柴胡、黄芩、葛根、滑石以清热,身体疼痛加忍冬藤清热解毒,疏风通络。三诊时,高热仍重,并由某医院诊断其为成人斯蒂尔病。根据患者关节痛和发热的症状,类似于热痹,故王老师重用藤类药物,即鸡血藤、忍冬藤、络石藤,以达到通经活络、舒筋止痛之功效。同时王老师用了升降散之意,蝉蜕、僵蚕、熟大黄乃升降散去姜黄,升降散乃温病表里三焦大热,其证不可名状者皆可用之。其中僵蚕、蝉蜕祛风解痉,散风热,宣阳中之清阳;大黄荡积行瘀,清邪热,解温毒,降阴中之浊阴;一升一降,可使阳升阴降,内外通和,而表里三焦之热全清。生石膏清热解毒,乌梅配合蝉蜕祛风,西秦艽为治风湿热痹的要药。诸药配合共奏祛风清热止痛之功。四诊时,患者20天来未发热,体温约36.2℃,两膝关节疼痛,不能活动。故守法继用用藤汤(忍冬藤、络石藤、鸡血藤、夜交藤)清热通络止痛;土茯苓、萆薢、晚蚕沙、威灵仙乃王老师治疗关节热痛的经验药,可清热解毒,祛湿通络;加干地黄滋阴清热。五诊时,患者关节疼痛、发热等主症大大缓解,激素从每天10片降到每天5片,但由于其长期服用激素导致下肢浮肿、面容浮肿,王老师转用白虎加桂枝汤来清热通络止痛,巩固疗效同时又有桂枝芍药知母汤的用意,加强清热通络,消肿止痛的效果。见下肢浮肿严重,以萆薢、泽泻、白茅根、冬瓜皮、益母草活血利水;生薏苡仁、茯苓、砂仁健脾利水。此外,本方中又有封髓丹之意,即黄柏、砂仁、炙甘草三药,具有纳气归肾之效,以黄柏入肾滋阴,以砂仁入脾行滞,从而可清虚阳外越之热。如火神鼻祖郑钦安常用封髓丹治疗阴盛逼迫元阳外越的虚火上浮证,同时治疗具有阳根外露特点的诸多疑难杂症而取效。且桂枝、茯苓、泽泻具有化气利水、健脾祛湿的功效。(俞若熙,王琦2012年第4期《中医药通报》)

张鸣鹤验案1则

验案

韩某,男,9岁,2005年8月9日初诊。反复高热,一过性皮疹,右膝关节疼痛1月余。初诊:患者反复发热,一过性皮疹,右膝关节疼痛1月余。前医以"幼年类风湿关节炎"给予泼尼松20毫克/日,萘普生等,症状虽然暂时有所缓解,但是体温仍有时高达39℃以上,且伴右膝关节疼痛。舌红、苔白厚腻,脉弦滑。血常规:白细胞11.7×10^9/升,中性粒细胞0.84,血沉59毫米/小时,抗链球菌溶血素O 244单位/毫升,类风湿因子23单位/毫升,C反应蛋白26.7毫克/升,抗核抗体(-),乳酸脱氢酶264单位/毫升。辨证属于热痹之湿热内蕴,热灼血络证。治宜清热解毒利咽,宣痹通络止痛。

处方:金银花20克,射干20克,蚤休20克,板蓝根20克,羌活15克,川芎12克,猫眼草15克,土茯苓20克,茵陈12克,佩兰12

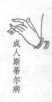

克,薏苡仁 20 克,吴茱萸 6 克,荜澄茄 12 克。12 剂,每日 1 剂,水煎服,连服 3 天停 1 天。

服药 12 剂,体温即恢复正常,关节疼痛消失,泼尼松逐渐减量,由每日 20 毫克减至 7.5 毫克,直至停服。因在每个月复诊中检查血常规、血沉、C 反应蛋白等炎性指标,均恢复正常,唯有抗链球菌溶血素 O 恢复较慢,故于方中以山豆根、桔梗、贯众加减变化,灵活变通。连续治疗 5 个月。病情稳定,无明显不适。各项实验室指标恢复正常。现停药随访半年,未见复发。

【诊疗心法要点】斯蒂尔病属于幼年类风湿关节炎特殊类型。临床特点是对激素治疗敏感,抗生素治理无效,能否撤减激素是治疗成功的关键。本案根据患儿稚阴稚阳之体,素体阳气偏盛,感受外邪易从阳化热的特点,宗《素问·痹论》"阳气多,阴气少,病气盛,阳遭阴,故为痹热"之论,结合现代医学抗链球菌溶血素 O 持久不降的中心环节,以清热解毒利咽、宣痹通络止痛为治法,取得较好疗效。尤其中药在利咽解毒,治疗链球菌感染方面,既避免了抗生素长期应用耐药现象的发生,又避免了激素、抗生素联合所致菌群失调等副作用的发生,使中西医优势互补,相得益彰。(《当代名老中医典型医案集》)

骨关节炎

张鸣鹤验案 1 则

验案

某女,55 岁。因"两膝关节疼痛 3 年,加重伴左膝肿胀 2 月余"于 2011 年 7 月 5 日就诊于我院。现病史:患者既往两膝关节活动时有骨擦感,3 年前远行后出现两膝关节疼痛,左膝较甚,休息后减轻,无关节肿胀。2 个月前因登高两膝关节疼痛加重,伴左膝关节肿胀,活动受限,余关节无不适。纳眠稍差,二便可,舌红、苔黄腻,脉滑数。辅助检查:类风湿因子(-),抗链球菌溶血素 O(-),血沉 31 毫米/小时;左膝关节 X 线片:左胫骨髁间隆突变尖,关节间隙轻度变窄,左股骨下端内侧局部软组织密度增高并肿大。西医诊断:膝骨关节炎;中医诊断:膝痹(湿热痹阻型)。治则:清热解毒,祛风除湿,活血止痛。

处方:金银花 20 克,红藤 20 克,雷公藤 10 克,薏苡仁 20 克,独活 30 克,川牛膝 20 克,猫爪草 20 克,土茯苓 20 克,猪苓 20 克,王不留行 15 克,防己 15 克,荜澄茄 15 克。每日 1 剂,水煎服。同时嘱其注意日常调护,适当锻炼,避免负重、登高、远行、蹲起、跳跃等。

2011 年 7 月 19 日二诊:患者两膝关节疼痛减轻,左膝肿胀明显减轻,仍有活动不利。舌红、苔黄,脉滑数。

处方:上方去猫爪草、防己,加虎杖 20 克,桂枝 10 克,继服 14 剂。

2011 年 8 月 3 日三诊:患者左膝关节肿胀基本消失,仍有轻度疼痛,能正常行走。纳眠有改善,舌红、苔白,脉缓。

处方:上方去薏苡仁、猪苓,加红花 10 克,土鳖虫 10 克,继服 14

剂。

2011 年 8 月 18 日四诊:患者双膝关节疼痛基本消失,偶有隐痛不适,不肿,活动正常。舌脉同上。

处方:金银花 20 克,红藤 20 克,补骨脂 15 克,独活 20 克,川牛膝 20 克,桃仁 12 克,红花 10 克,土鳖虫 10 克,薏苡仁 20 克,骨碎补 20 克,荜澄茄 12 克,桂枝 10 克。隔日 1 剂。

继服 24 剂后,患者日常活动无不适。

【诊疗心法要点】张老师认为骨关节炎发病虽然与年老肾虚骨衰有关,但关节疼痛或肿胀却是由关节炎症病变直接引起,符合"因炎致痹"的病机,而热毒瘀滞是其病机关键,故其治疗也可从"炎"论治,应着重消炎祛邪,炎消则痛止,治以清热解毒为主,辅以活血祛湿、通络止痛。(娄俊东,张立亭 2012 年第 17 期《社区医学杂志》)

田从豁验案 1 则

验案

某女,54 岁。2010 年 4 月因双膝关节疼痛半年余,加重 1 周就诊。半年来膝关节反复疼痛,外贴壮骨膏等效果不明显,行走 500 米即觉疼痛加重,需停下休息,上楼困难,疼痛受凉后更甚。辅助检查 X 线片示:双膝关节骨性关节炎。就诊时症见双膝关节疼痛,外形略肿,乏力,纳差,眠可,大便质可,每日 1 次,小便正常。舌质紫暗、苔白腻,脉沉滑。西医诊断为双膝关节骨性关节炎。田老师根据患者体质情况,四诊合参,诊断为痹症,辨证为阳气亏虚,痰瘀痹阻。治则:补益脾肾,化痰祛瘀。

治疗:①针灸治疗。在双膝部取鹤顶、犊鼻穴(内、外膝眼),以 40 毫米长毫针刺入关节腔内,行平补平泻手法;足三里穴以 40 毫米长毫针直刺,行补法;在胸腹部取肓俞、阴交、水分、气海、关元、中脘穴,以 40 毫米长毫针直刺,行补法;诸穴位留针 20 分钟,留针期间

51

脐周加灸盒灸 20 分钟。②穴位贴敷疗法。在膝关节周围穴位敷药，取延胡索、细辛、白芥子、甘遂，等量共研细末，用生姜汁调成糊状，贴敷于穴位上，6~8 小时取下，每周 1 次。③中药疗法。用田氏独活寄生汤（独活 15 克，羌活 15 克，桑寄生 10 克，熟地黄 20 克，杜仲 15 克，牛膝 15 克，当归 15 克，川芎 15 克，桂枝 10 克，甘草 6 克。水煎服，每日 1 剂）。

系统治疗 1 周后，患者自觉双膝关节疼痛减轻，乏力感较前减轻，继以益气温阳、化痰祛瘀通络之法，加刺下肢阴陵泉、三阴交，以长 40 毫米毫针直刺，行平补平泻手法，诸穴留针 20 分钟，双膝周围加温针灸 20 分钟。每周针灸 2 次，治疗 2 周后，患者疼痛症状有较大改善，后继续治疗 1 个月，双膝部疼痛明显改善。随访 6 个月，患者双膝部未再出现明显疼痛。

【诊疗心法要点】患者为中年女性，阳虚体质，双膝关节疼痛半年余，田老结合病史，四诊合参，辨证为阳气亏虚，痰瘀痹阻，以补益脾肾、化痰祛瘀为法，针刺鹤顶、犊鼻、足三里、阴陵泉、三阴交。田老定犊鼻穴位置有所不同，认为犊鼻穴应在膝关节两侧，即现所谓内、外膝眼穴，有通经活络、消肿止痛之功效。鹤顶在膝上部，髌底的中点上方凹陷处，有健膝消肿之功效。加之田老师的经验效穴脐周四穴，即两侧肓俞、水分、阴交，可振奋元阳、祛除阴邪、交通阴阳、益肾壮骨，以补先天之本，助扶正以驱邪。治疗始终贯穿灸法，因灸能振奋阳气，通经活络，化瘀止痛。诸法合用，故取得良效。（杨晓忱，赵宏 2012 年第 11 期《中国针灸》）

吴生元验案 2 则

验案 1

张某，女，59 岁，2011 年 11 月 17 日初诊。主诉：双手指、膝关节疼痛反复发作 5 年，加重 5 个月。患者 5 年来，常腰膝关节、手指关节疼痛，活动后加重，晨僵约 10 分钟，双下肢无力，时感胸闷气短,面色无华,自汗,易感冒,恶风畏寒,二便如常,双膝关节压痛并有骨擦音,远端指间关节硬性膨大4个。骨密度测定:骨质疏松;膝关节X片提示:关节间隙狭窄和唇样骨赘。舌质淡、苔薄白,脉缓无力。患者发病以来,无脱发,无皮疹和光过敏,无雷诺现象。西医诊断:骨性关节炎;中医诊断:骨痹。中医辨证:气血亏虚,营卫失和。治宜益气养血,调和营卫,舒经活络。方拟补中桂枝汤加味。

处方:柴胡、白术、杭白芍、怀牛膝、威灵仙、薏苡仁、淫羊藿、独活各15克,炙升麻、甘草、陈皮、菖蒲各10克,黄芪、党参各30克,当归、桂枝各20克,大枣5枚。7剂,2日1剂,水煎服,早晚各1次。

二诊:服上药后诸证大减,效不更方,上方去菖蒲、陈皮,加丹参、鸡血藤各30克,加强补血活血、舒筋通络之力,7剂,煎服法同上。

三诊:患者经过近1个月的治疗,关节已不再疼,精神饱满,活动如常,只是远端指间关节硬性膨大变化不大,骨密度改善明显,X片关节间隙狭窄改善,但唇样骨赘变化不大。将二诊方白术、威灵仙调为30克,再加土鳖虫、乌梢蛇各15克,4剂合用,研末炼蜜为丸,嘱其长期服用,巩固疗效。(罗世伟2013年第19期《中国中医药现代远程教育》)

验案2

王某,女,56岁。因"双膝关节疼痛反复发作半年,加重1周"于2010年5月29日首诊。患者半年前常于劳累后感双膝关节疼痛,休息后可缓解,但关节疼痛反复发作,自贴云南白药膏等治疗,疼痛略缓解。1周前患者因长期行走后双膝关节疼痛加重,遂来就诊。刻下症见:双膝关节酸软疼痛,肿胀不明显,蹲起困难,神疲乏力,纳眠可,二便调;舌质淡、苔薄白,脉沉细。西医诊断:双膝骨关节炎;中医诊断:痹证、骨痹(气血两虚证)。治以益气养血、化瘀通络为法。方选补中桂枝汤加减。

处方:黄芪30克,桂枝20克,党参30克,白术15克,杭白芍15

克,柴胡15克,升麻10克,当归20克,怀牛膝15克,淫羊藿15克,千年健15克,威灵仙15克,薏苡仁15克,生姜3片,大枣5枚,炙甘草10克。3剂,水煎服,嘱患者忌辛辣寒凉食物,避免劳累。

2010年6月7日二诊:患者双膝关节疼痛减轻,蹲起活动改善,纳眠可,二便调。患者病情减轻,此方稍做加减。

处方:黄芪30克,桂枝15克,党参30克,白术15克,杭白芍15克,柴胡15克,升麻10克,当归20克,陈皮10克,杜仲15克,怀牛膝15克,淫羊藿15克,千年健15克,薏苡仁15克,生姜3片,大枣5枚,炙甘草10克。10剂,水煎服。

2010年6月25日三诊:患者双膝关节疼痛已缓解,活动明显改善,继以原方5剂,以善其后。(李兆福,狄朋桃,刘维超,等2012年第2期《风湿病与关节炎》)

【诊疗心法要点】吴老师在对骨痹的治疗上,有其两大特色:一是以健脾气、益气血、调营卫为主,辅以益肝肾、强筋骨,从益肝肾、强筋骨为重点转移到补气血、调营卫上来,以调补脾胃气血而达到补益肝肾的目的;二是治疗骨痹,主张温运之法,重视阳气的健运。吴老师深受其父吴佩衡扶阳学术思想的影响,认为"阳气升则阴凝散","脾阳健则能胜湿,气足无顽麻"。据此,吴老师精选补中益气汤合桂枝汤加益肝肾、强筋骨之品治疗,名曰补中桂枝汤(组成见前面)。方中补中益气汤补中益气,然其中黄芪、当归即为补血汤可谓是气血双补;党参、白术、炙甘草、大枣、陈皮相伍,健脾益胃,促进水谷精微化生,使气血源源不断。而桂枝汤既有温经散寒、调和营卫之功,又有调理脾胃之能,杭白芍配炙甘草又缓急止痛。其中桂枝、独活配白术、薏苡仁,温经通络、散寒除湿,专治寒湿痹;黄芪配桂枝汤,又能益脾气、健脾阳;再辅以怀牛膝、威灵仙、淫羊藿益肝肾、强筋骨。合而为之治疗骨痹,可谓是配伍精当,切中病机,标本同治,既抓住了骨痹发生的本质原因,又恰当把握住了疾病发生的相互关系,故能效如桴鼓,立竿见影。

孙达武验案 1 则

验案

毕某,男,63 岁,企业退休职工,2006 年 12 月 19 日初诊。主诉:双膝关节疼痛 4 年余。病史:4 年前无明显诱因出现双膝关节疼痛,不能久走,尤以上楼梯时为甚,晨起时疼痛较明显,经活动后疼痛缓解。诊查:双膝关节肿胀变形,关节活动受限,膝关节周围压痛明显,双膝关节屈伸活动时可触及明显的骨擦感。脉弦细,舌苔薄白。双膝 X 线示:双膝关节间隙稍变窄,双膝边缘骨赘形成,关节面不规则。临床诊断:双膝关节骨性关节炎。辨证:肝肾亏虚。治法:补肝肾,强筋骨,活血通络。

处方:熟地黄 20 克,川牛膝 12 克,丹参 15 克,三棱 10 克,莪术 10 克,乳香 10 克(包煎),没药 10 克(包煎),续断 15 克,延胡索 15 克,川芎 10 克,黄芪 20 克,透骨草 15 克,三七 10 克,鸡血藤 20 克,甘草 6 克。水煎服,每日 1 剂,分 2 次服,服 2 周。

2007 年 1 月 4 日二诊:服药 2 周,双膝关节疼痛减轻,晨僵缓解,按原方再服 2 周。

2007 年 1 月 19 日三诊:患者自述双膝偶有疼痛,有时酸楚,晨僵显著好转,行走、上楼梯已明显好转,去三棱、莪术,加杜仲 15 克、骨碎补 10 克,嘱继服药 2 周。以巩固疗效。

【诊疗心法要点】本病例为企业退休职工,年过六旬,因长期负重劳累工作,积劳损伤,气滞血瘀,肝肾之气渐亏,筋骨失养,故辨证为肝肾亏虚、气滞血瘀之候。治当补肝肾,强筋骨,活血通络。方中重用熟地黄,以补肝肾为君药;川牛膝、续断以强筋骨,黄芪以益气,气行则血自行,为臣;丹参、乳香、没药、延胡索、三七、鸡血藤、川芎均为行气活血之品,三棱、莪术破血祛瘀、行气止痛,为佐;甘草调和诸药之用为使。本方标本兼治,前期以治标为主,后期以补虚治本为主。(孙绍卫 2010 年第 10 期《中医药导报》)

刘柏龄验案 1 则

验案

赵某,女,46 岁,职员,2000 年 3 月 19 日初诊。左膝关节肿痛半月余,有轻度外伤史,自服滑膜炎冲剂和壮骨关节丸,不见效果。诊查:左膝关节肿胀,两膝眼饱满,局部轻度压痛,皮温略高,浮髌试验(+),关节活动受限。X 线片示:左膝关节间隙略增宽,胫骨髁间隆起变尖。舌红、苔黄腻,脉滑数。临床诊断:左膝骨关节炎、滑膜炎。辨证:此系局部挫伤出血,积瘀与水湿(渗出滑液)稽留,阻滞经络,而致肿痛不已,功能受限。治法:活血化瘀,除湿消肿。

处方:薏苡仁 30 克(包煎),王不留行 20 克(包煎),苍术 20 克,丹参 15 克,泽兰 15 克,穿山甲 15 克(炮),赤芍 15 克,紫草 15 克,泽泻 15 克,黄柏 15 克,川牛膝 15 克,陈皮 15 克。每日 1 剂,水煎服,嘱服 1 周。

2000 年 3 月 25 日复诊:患膝肿胀渐消,活动进步,痛已减轻,脉濡数,舌红、苔薄白。嘱按前方继服 2 周。患膝肿胀基本消退,已不甚痛,但走路多时仍有轻度疼痛。治仍用前方加延胡索 15 克、淫羊藿 15 克、骨碎补 20 克,继服 2 周,后服壮骨伸筋胶囊 2 周,调理而愈。

【诊疗心法要点】本病例系一膝部挫伤后为病,属亚急性滑膜炎,局部出血与渗液积滞,不得流行,故为肿为痛。本病一般多为无菌性感染,故抗生素治疗效果不明显。中药具有温经散寒、活血化瘀、祛风除湿、强筋健骨之功。其治以拟"薏苡仁化瘀汤"为主。药用薏苡仁、苍术之益气健脾除湿为君药,配川牛膝、泽兰、丹参、王不留行、穿山甲之活血通经、消肿止痛为臣药;合黄柏、泽泻、赤芍、紫草以清热凉血、除湿化瘀、消肿止痛之功为佐使药。在治疗期间为使其骨性关节炎得到同时治疗,故加入骨碎补、淫羊藿以补肝肾坚筋骨,延胡索之化瘀止痛。后期嘱服壮骨伸筋胶囊更加强舒筋壮骨、化湿通络祛痛的功效。薏苡仁化瘀汤原方加三棱、莪术、皂角刺、山慈菇、穿山甲等活血破瘀、散结消肿药,对膝窝囊肿有良效;薏苡仁化瘀汤原方加水蛭7.5克(入汤药水煎)、三七粉7.5克(分3次服),对下肢静脉炎亦有较好效果。(李绍军,郭敏2009年第6期《长春中医药大学学报》)

雷诺病

周仲瑛验案 1 则

验案

　　陈某,女,61 岁,2002 年 9 月 24 日初诊。去冬以来两手清冷,肤色苍白,接触冷水加重,锻炼后身体虽热而两手清冷更甚。上海某医院检查示免疫球蛋白 A 升高,抗核抗体 1:1000,抗干燥综合征 A 抗体(+),多家医院确诊为雷诺病,多方治疗无效。舌苔少、舌质淡隐紫,寸口脉细。证属寒凝血瘀,气血失调。治当温经通脉,益气活血。

　　处方:炙桂枝 10 克,当归 10 克,赤芍 15 克,细辛 5 克,炙甘草 5 克,红花 10 克,川芎 10 克,路路通 10 克,炙水蛭 3 克,生黄芪 20 克。14 剂,常法煎服。

　　2002 年 10 月 8 日二诊:天气转凉,肢端青紫反复,接触冷水加重,肤色苍白,时有麻感,舌苔薄黄、舌质暗,脉细。同气相求,内外相引,寒凝血瘀,仍当温经益气通络。原方加鸡血藤 15 克、丹参 15 克、青皮 6 克,7 剂,继进。

　　2002 年 10 月 15 日三诊:局部皮肤转红转温,舌苔薄黄腻、舌质红,脉细。10 月 8 日方加片姜黄 10 克,14 剂。

　　2002 年 10 月 29 日四诊:天凉,肢端青紫又见明显,清冷不温,指端苍白,舌苔黄、舌质暗,脉细弦。内阳难御外寒。10 月 8 日方加淡干姜 5 克、制附片 6 克以温肾阳,14 剂。

　　2002 年 11 月 12 日五诊:双手苍白清冷有减轻,手指色红不白,凉感不著,双手时有发胀,晨显,舌苔薄、舌质暗,脉细。药已中的,10 月 8 日方加干姜 5 克、制附片 6 克、大熟地黄 10 克,继进,28 剂。

2002 年 12 月 10 日六诊：两手食指苍白麻木虽有改善，但仍有发作，目前虽值冬季，亦无明显手冷，舌苔黄、舌质红偏暗，脉细。10 月 8 日方加干姜 5 克、制附片 10 克、大熟地黄 10 克、鹿角片 10 克（先煎），14 剂。

2002 年 12 月 24 日七诊：两手苍白、怕冷现象显减，虽寒冷亦肢端温暖，接触冷水亦不明显发白，舌苔薄黄、舌质暗红，脉细弦。补通兼施，药终获效，当守方善后，巩固疗效。

处方：炙桂枝 10 克，赤芍 15 克，当归 12 克，生黄芪 25 克，细辛 5 克，干姜 6 克，制附片 6 克，炙甘草 5 克，大熟地黄 10 克，鹿角片 10 克，炙水蛭 5 克，鸡血藤 15 克，青皮 10 克，红花 10 克，川芎 10 克。14 剂。

次年冬随访，手足厥冷未发。

【诊疗心法要点】本案陈某，手足清冷遇寒加重、寸口脉细正合于此，故周老师授此方施治。方中当归味甘性温，入肝经，补血和血，能补散，为温补肝经之要药；炙桂枝味辛甘性温，功能温经通脉、祛散经脉寒邪，且能畅通血行；细辛味辛性温，外温经脉，内温脏腑，通达表里，以散寒邪，可助炙桂枝温经散寒，专司温经散寒而止痛；生黄芪味甘性微温，能补血中之气；川芎为血中气药，合红花、路路通活血理气，搜风止痛。在三诊疗效不显情况下，又合四逆汤、阳和汤方义，用制附片、淡干姜温补肾阳，大熟地黄温补营血，鹿角片温肾助阳，填精补髓，强壮筋骨，并借血肉有情之品以助大熟地黄养血。小剂量炙水蛭和血活血而无破血之弊。诸药合用，共奏温经通脉、行气活血之功。本案一诊、二诊、三诊未用制附片、淡干姜而无显效，四诊、五诊加制附片、淡干姜，六诊又加鹿角片，层层加码，稳中求进，补而不燥，反映出周老师临床用药大胆而又谨慎，果断而不孟浪，犹如将帅用兵，攻防兼备，步步为营，运筹帷幄的疗法。（陈四清 2005 年第 5 期《江苏中医药》）

唐祖宣验案 2 则

验案 1

周某,女,32 岁,2000 年 12 月 10 日初诊。主诉:双手指呈针刺样疼痛 6 个月,加重 1 个月。入院症见:精神萎靡,表情痛苦,双手冰冷,皮色苍白,剧烈疼痛;夜难入眠,疼稍止即沉困麻木,桡、肱动脉均消失,上肢温度,左手 21℃,右手 22℃,舌淡、苔白多津。此属肾阳不足,寒邪外侵,卫外功能低下,风寒袭于脉络,导致气血不通,疼痛乃作,用发汗驱邪则阳气愈虚,以温肾壮阳则邪不外解,非助阳解表之剂,难建回阳驱邪之功。

处方:麻黄、细辛各 9 克,炮附子、桂枝各 15 克,黄芪 30 克。

上方服 2 剂,疼痛减轻,温度上升,双手微汗出,夜能入眠。上方加当归 15 克,服 8 剂,疼痛消失,温度升高,色变红润,肱、尺、桡动脉均能触及,但尺、桡动脉微弱;皮肤温度:室温 17℃,左手 27.5℃,右手 27.5℃,临床治愈。

【诊疗心法要点】麻黄细辛附子汤为温阳发表之峻剂,由于仲景论述简要,加之药物峻猛,运用若只从两感入手,就局限了运用范围,细审仲景冠"少阴病"三字有着深远的意义,临床中嘱从方证病机和药的协同分析予以推敲,才能扩大此方的运用范围。从脏腑关系看,少阴统括心肾,兼水火二气,水能克火,故易从寒化,若肾阳素虚,感受外邪,则表现出本虚标实之证。故辨证为肾阳不足,寒邪外袭之证皆可以此方加减施治。仲景虽指出"脉沉""发热"之症,仅是此方治症之一。在临床中,往往出现有脉沉,无发热;或有发热,无脉沉者;或脉迟,或浮大无力等,甚至无此二症者,只要辨其为本虚标实之证,不受中西医各种病名所限,投之可收异病同治之效。不同药物的配伍及煎服法,则可起到不同的作用,三药均为峻烈之品,有"有汗不得用麻黄"之说,"细辛不过钱"之论,细审仲景之论,"汗出而喘,无大热者"用麻杏石甘汤治疗,实乃有汗麻黄之例。

此说不能作凭,要以临证病机为主。考仲景细辛用量,常用二三两,计算合现在 12～15 克,我们在临床中观察,少用有温经散寒之功,多则有下通肾气、内化寒饮之效。(许保华,唐祖宣 2009 年第 9 期《四川中医》)

验案 2

某男,农民,2001 年 2 月 13 日初诊。主诉:右手指受冷后苍白、青紫、年,中指溃破 3 个月。患者 1 年前因接触冷水频繁,出现右手指畏冷、麻木,时而苍白、青紫,手指僵硬,时有疼痛,冬季严重,3 个月前中指指尖溃破流水。现症:两桡动脉搏动正常,用冷水刺激后手指立即变紫并冷痛,遇热则轻,中指指尖有 1 处溃破,周围皮肤干燥。西医诊断:雷诺病;中医诊断:脱疽,证属寒湿内侵、脉络瘀阻。治宜温经散寒,活血通络。给予中药汤剂口服加中药外洗。

处方:①桂枝、炮附子、干姜、熟地黄、水蛭、黄芪各 30 克,肉桂、细辛各 10 克,蜈蚣 3 条。每日 1 剂,水煎服。②生川乌、生草乌、肉桂、细辛、花椒各 30 克,透骨草 40 克,伸筋草、红花各 30 克。每日 1 剂,每日 2 次,外洗。

治疗 10 日后,中手指苍白、青紫发作次数明显减少,中指溃破处结痂。①方改为桂枝、熟附片、透骨草、川续断、红花、熟地黄各 30 克,杜仲 20 克,乌梢蛇 15 克,丹参 40 克,肉桂 10 克。②方原方服用。

治疗 40 日后,指尖硬皮剥脱,不受寒冷刺激则苍白、发绀不再发作。改服温经散寒、通瘀活络之剂。

处方:炮附片、潞党参、桔梗、当归、白芍各 15 克,干姜、红花、甘草各 10 克,茯苓、黄芪各 30 克,细辛 5 克。每日 1 剂,水煎服。外洗处方同上。

治疗 40 日后,即使受冷亦不再出现苍白、发绀,手指溃疡愈合,可进行一般工作。停用以上药物,给予硫黄粉 0.5 克,水冲服。连服 20 日病愈。

【诊疗心法要点】本病例是由寒伤阳气、正气衰微,不能达于四肢所致,故治疗时给予大量温经益气养血、活血化瘀之品口服,同时配合中药外洗,标本兼治,既改善了局部血液循环,又解除了血管痉挛。该病例虽属血管疾病,但不同于血栓闭塞性脉管炎等血管慢性炎症病变,可能是由于寒冷刺激及精神因素引起脉络受阻、血管痉挛所致。在治疗中,病情曾几次反复,症状时好时坏,但唐老紧紧抓住气虚血瘀这一病机,处方用药灵活变动,故获良效。(刘韧,唐静雯,许开威 2012 年第 2 期《中医研究》)

郭文勤验案 1 则

验案

刘某,女,30 岁,公务员,2011 年 9 月初诊。主诉:患者手足发绀 9 年,每当寒冷刺激即加重,上肢重于下肢。现病史:患者 9 年前情绪激动后,手指皮色突然变为苍白,继而发紫。伴有局部发凉、麻木、针刺感觉减退,持续数分钟后逐渐皮肤颜色恢复正常。热饮后可缓解,未予以重视;4 年前由于受冷又一次出现上述症状,并且症状较前加重,颜面也出现发绀,在温暖季节症状也不消失,指(趾)端出现营养性改变,曾于北京、哈尔滨等多家医院治疗不见好转,症状逐渐加重,尤为手指发绀针刺样疼痛为著,平素口服胍乙啶和苯氧苄胺等西药,控制病情不佳,心烦气躁,经人介绍特来郭老处诊治。查体:血压 130/80 毫米汞柱。神经系统检查:生理反射存在,冷激发试验(+)。舌质紫、苔薄白,脉沉细。根据中医的主症辨为雷诺病(寒湿痹阻)。治疗:祛寒除湿,通络止痛。

处方:羌活 25 克,防风 20 克,川芎 30 克,当归 25 克,姜黄 25 克,甘草 15 克,黄芪 50 克,土鳖虫 20 克,水蛭 10 克,桃仁 15 克,红花 15 克,丹参 30 克,地龙 40 克,桑枝 20 克,远志 25 克。7 剂,水煎服,早晚饭后服。

二诊:服药后面部发绀较前改善,仍觉指尖青紫发凉麻木。舌质紫、苔薄白,脉沉细。治疗:前方加附子 10 克、炮姜 15 克,7 剂,水煎服,早晚饭后服。

三诊:双手青紫明显改善,偶觉皮肤潮湿;偶有头痛。舌质淡紫、苔薄白,脉沉弦。治疗:前方改附子15克,川芎40克,加细辛5克、白芷20克,14剂,水煎服,早晚饭后服。

此后数月复诊随证加减,症状消失。

【诊疗心法要点】郭老师认为患者病程较长,邪未去而正已伤,久病多虚,本患者属于血脉虚寒,不能充盈四末,以致气虚血涩,方中含蠲痹汤祛风除湿,蠲痹止痛,丹参、红花、桃仁行气活血通络;土鳖虫、水蛭、地龙破血逐瘀,通络止痛。桑枝祛风通络,行水消肿。心烦气躁加远志宁心安神,加附子、炮姜温通经脉散寒。头痛加川芎、白芷、细辛疏风止痛。(杨柳,郭文勤2012年第5期《黑龙江中医药》)

🪷 类风湿性关节炎

周仲瑛验案 2 则

验案 1

牟某,女,52 岁,教师。初诊:周身大小历节疼痛,以肩背明显已半年,影响工作,面浮,劳累后指胀、僵硬不和,下肢浮肿,怕冷,背寒喜温,烘热多汗,易烦,口干欲饮,小便偏少,大便偏干,绝经已年多。苔薄黄腻、质暗红,脉细弱。曾查抗链球菌溶血素 O、类风湿因子未见异常。拟从肝肾亏虚,表卫不固,风湿痹阻,气血失调治疗。

处方:功劳叶 10 克,石楠藤 20 克,青风藤 15 克,鸡血藤 15 克,天仙藤 12 克,路路通 10 克,片姜黄 10 克,楮实子 10 克,大生地黄 12 克,淫羊藿 10 克,生黄芪 12 克,汉防己 12 克,桑寄生 15 克,白薇 12 克,鹿衔草 15 克。7 剂,水煎服。

二诊:药后手背浮肿明显减轻,手指活动较灵,颈、肩、肘、腰关节时痛,睡床转侧困难费力,心慌,畏冷明显,烘热易汗,口干减轻,尿不黄,大便偏干,苔薄黄、质暗,脉细滑。初诊方加肿节风 20 克、秦艽 10 克,改黄芪 20 克、白薇 15 克。7 剂,水煎服。

三诊:手背肿胀消退,小关节痛好转,颈、肩、背关节仍有酸痛,但程度均减,烘热感亦减,苔薄黄、质暗,脉细。初诊方加川续断 20 克、肿节风 20 克、秦艽 10 克,改黄芪 20 克、白薇 15 克,7 剂,水煎服。

四诊:两手浮肿消退,手足多关节疼痛缓解,仅手中指关节仍痛,腰脊晨起僵,酸痛,苔黄、质暗,脉细。初诊方加川续断 20 克、肿节风 20 克、秦艽 10 克、千年健 15 克,改黄芪 20 克、白薇 15 克,14 剂,水煎服。

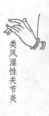

五诊：两手浮肿基本消退，夜晚握手稍胀，手臂、腕、指痛减，颈僵，大便正常，苔薄黄腻、质暗，脉细。初诊方加葛根 20 克、川续断 20 克、肿节风 20 克、秦艽 10 克、千年健 15 克，改黄芪 20 克、白薇 15 克，14 剂，水煎服。

【诊疗心法要点】本案患者由于正气亏虚，邪气留滞筋脉关节，影响脏腑气血阴阳，伤及肝肾，肝主筋，肾主骨，筋骨失养，故见周身大小历节疼痛、僵直不利、骨节硬肿。故宜扶正祛邪、顾本治标，以祛风除湿、活血止痛、补益肝肾、调和营卫气血为主。患者久痹，兼见寒热之症，又当温清并用。周老用功劳叶、白薇、大生地黄、秦艽养阴而清络热；青风藤祛风通络，消肿止痛；石楠藤、鸡血藤补虚和血通络；天仙藤活血通络，散肿定痛；淫羊藿、桑寄生、川续断、千年健、鹿衔草祛风湿、补肝肾、强筋骨；路路通、片姜黄、汉防己、肿节风祛风湿，活血通络止痛；以生黄芪卫外实表，兼能益气通经，葛根发表解热，调和营卫。方药与病机丝丝相扣，故在临床上能获显效。另外，藤类药多具有通经活络、行血止痛之功效，并可用作引经药物，使药力直达四肢及病所，故临床痹证治疗常选用藤类药物。（金路 2007 年第 11 期《中国中医急症》）

验案 2

陈某，女，69 岁，2002 年 7 月 19 日初诊。患者有类风湿性关节炎史 10 余年，反复发作，曾服用激素及非甾体类抗炎药。最近涉水洗衣后关节疼痛又作，手指小关节胀痛呈梭形，伴有面浮手足肿，汗较多，尿黄，苔黄薄腻、质暗紫，脉细弦。某医院 X 线片示：双手远端指关节间隙变窄，左手掌与掌骨基底部见充盈缺损区，双膝关节退行性变。证属风湿久痹，痰瘀互结，气血失调。

处方：炙桂枝 10 克，炒白芍 10 克，黄芪 20 克，淫羊藿 12 克，生地黄 10 克，熟地黄 10 克，青风藤 10 克，鸡血藤 15 克，天仙藤 15 克，骨碎补 10 克，威灵仙 15 克，制天南星 10 克，鬼箭羽 15 克，防风 10 克，防己 10 克，露蜂房 10 克。

2002 年 8 月 9 日二诊：手指小关节胀痛有所缓解，左足前掌仍有痛感,偶有膝痛,晨起腰痛,口干,饮水稍多,尿黄,苔黄薄腻、质暗隐紫,脉细弦。上方加炙全蝎5克、炮穿山甲6克(先煎)、制僵蚕10克。

2002年9月27日三诊:双手小指关节痛胀减轻,但受风后左颈背怕冷,右侧外踝上部怕冷,左足底痛减轻,苔黄薄腻、质暗红,脉细滑。方用7月19日方加鹿衔草15克,石斛10克,知母10克,炮穿山甲6克(先煎),炙全竭5克。治疗2月余,病情稳定,关节疼痛肿胀消失。

【诊疗心法要点】类风湿关节炎属中医"痹证"范围,由于风寒湿痹阻经络,气血运行不畅而成。本例患者痹证日久,以小关节变形,关节疼痛为主症。痹证初起以风寒湿热痹阻为主,有风寒湿及风湿热二种性质。然痹证日久则肝肾气血亏虚,痰瘀阻滞,受外邪后症情易复作,故痹证辨证首当分清虚实寒热。本例患者既有口干、尿黄等热象,又有关节怕冷之寒象;既有关节肿大变形之痰瘀之象,又有久病且腰痛、膝痛之肝肾亏虚之象。为寒热错杂、痰瘀互结、肝肾亏虚之证。治从调养肝肾,调整阴阳,益气养血,化痰祛瘀,清利通络,搜风剔络等方面入手。其中化痰祛瘀、搜风剔络的虫类药全蝎、炮穿山甲、僵蚕及祛风利湿、解毒通络的藤类药青风藤、鸡血藤、天仙藤的使用尤有特点。(叶丽红,皮文霞,吴勉华2003年第7期《中医杂志》)

朱良春验案2则

验案1

某女,50岁,教师。初诊:有关节疾病,1个月来因丈夫住院,日夜陪伴,睡卧医院过道而不慎受寒,两腕、肘、膝关节肿胀,疼痛难忍,肤色正常,手腕活动受限,两膝行走困难,怯冷倍于常人。血沉7.0毫米/小时,类风湿因子(-),黏蛋白3.2毫克/升,抗链球菌溶血素O<1:500,白细胞4.2×10^9/升。两手腕、两膝关节摄片未见

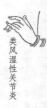

异常。舌苔薄白、根腻,脉细濡。辨证为风寒湿痹痛。既有病根,更为顽缠。治法:温经散寒,逐湿通络。

处方:当归10克,制川乌10克,制草乌10克,六轴子2克,鹿衔草30克,土鳖虫10克,炙露蜂房10克,乌梢蛇10克,炙蜈蚣3克(研末分吞),制僵蚕10克。5剂,水煎服。

二诊:关节疼痛减轻,关节肿胀如前,舌脉如前。药既合拍,上方加白芥子10克,5剂,水煎服。

三诊:药后已能行走,关节肿胀渐退,但疼痛尚未悉止,入暮为甚。舌苔薄白、质淡,脉细。寒湿痹痛之重候,病邪深入,肾阳亏虚,续当补肾助阳,温经散寒,蠲痹通络。

处方:熟地黄15克,淫羊藿20克,鹿衔草30克,乌梢蛇12克,土鳖虫10克,蜣螂虫10克,炮穿山甲10克,炒延胡索10克,甘草5克。继服5剂。

四诊:腕关节疼痛明显减轻,自觉关节松适,肿胀亦退,唯膝关节肿痛未已,苔薄白,脉细小弦。原方改为电离子导入,以加强药物吸收。上方2剂,浓煎成500毫升,加入1%尼泊金防腐。膝关节处电离子导入,每日2次。益肾蠲痹丸250克,每服9克,每日2次,食后服。实验室检查:血沉正常,白细胞 6.3×10^9/升。经用丸药及中药电离子导入后,膝关节肿痛大减,舌、脉象正常。续配益肾蠲痹丸巩固之。随诊:病愈后恢复工作,一直坚持上班,关节肿痛未作。
(闻辉 2006年第22期《中国社区医师》)

验案2

李某,女,42岁,2008年5月18日初诊。10个月前出现双手关节疼痛,晨僵超过1小时,左手食指近端关节肿胀,后出现全身多处关节疼痛,呈游走性,怕冷恶热,到当地医院查血沉112毫米/小时,类风湿因子(+),诊断为类风湿关节炎,选用抗类风湿药物治疗,泼尼松早晚各2片,效果时好时坏。现出现双腕关节肿胀,左第2近端指间关节肿胀,右第2、第3掌指关节肿胀,双手晨僵明显,时间超过1小时,活动困难,生活不能自理,舌质紫暗、苔薄黄,脉弦细。证属郁热内蕴,经脉痹阻,痰瘀交织,肾气亏虚。治宜清化郁热,疏通经脉,化痰开瘀,补益肾气。

处方:穿山龙50克,生地黄30克,赤芍15克,当归15克,鸡血藤30克,白花蛇舌草30克,淫羊藿15克,土鳖虫10克,炙露蜂房15克,制川乌10克,乌梢蛇10克,制僵蚕10克,甘草6克。7剂。嘱畅情志,勿疲劳,清淡饮食。

2008年6月10日二诊:药后关节肿痛明显减轻,乃又自服10剂,目前已能行走,自觉为半年来所未有之现象。复查血沉46毫米/小时,效不更方,激素减为早晚各1片,原方生地黄改为熟地黄,7剂。益肾蠲痹丸每次1袋,每日3次,饭后服。

2008年7月2日三诊:病情稳定,血沉降为31毫米/小时。激素已撤,汤药暂停,以丸药维持巩固治疗。10月1日随访关节肿痛已消失,活动自如,生活自理。

【诊疗心法要点】验案1证属风寒湿痹型,治以祛风散寒,除湿通络为法;验案2属郁热内蕴,经脉痹阻,痰瘀交织,肾气亏虚,治宜清化郁热,疏通经脉,化痰开瘀,补益肾气。对于痹证的治疗,朱老师经过50年的临床探索,从创制舒络合剂开始,发展为蠲痹通络丸,最后成熟于益肾蠲痹丸。方中炙露蜂房来调节机体免疫功能,同时对偏寒湿型者用制川乌,偏热者用生地黄。朱老经常使用虫药,治疗顽痹更是如此,曾强调"痹证日久邪气久羁,深经入骨,气血凝滞不行,变生痰湿瘀浊,经络闭塞不通,非草木之品所能宣达,必借虫蚁之类搜剔窜透,方能浊去凝开,气通血和,经行络畅,深伏之邪除,困滞之正复"。(孟庆良,周子朋,谷慧敏,等2012年第5期《辽宁中医杂志》)

李济仁验案2则

验案1

黄某,女,62岁,2009年7月15日初诊。主诉:周身关节疼痛4

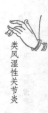

年,加重 10 日。病史:周身关节呈游走性疼痛 4 年余,曾在当地医院就诊,诊断为类风湿性关节炎,服用布洛芬、泼尼松等治疗后缓解,自行停药后症状反复。2009 年 5 月 22 日在本院查血沉 65 毫米/小时,类风湿因子 777.5 单位/毫升,抗链球菌溶血素 O、C 反应蛋白均正常。近十余天双手指间关节疼痛伴肿胀。刻下:神清,精神差,乏力,双手指间关节肿胀,疼痛,晨起僵硬,双手不能握起,纳差,便秘,舌红、苔腻,脉弦。中医诊断:行痹。证属风湿阻络,脉络不和。治法:祛风胜湿,活血通络。

处方:秦艽 15 克,苦参 15 克,炒黄柏 12 克,萆薢 15 克,青风藤 12 克,海风藤 15 克,忍冬藤 15 克,络石藤 15 克,鸡血藤 15 克,活血藤 15 克,淡全蝎 8 克,土茯苓 30 克,片姜黄 10 克,川桂枝 10 克,炙蜈蚣 2 条,黄芪 60 克,火麻仁 30 克(打)。14 剂,每日 1 剂 d,水煎服。

2009 年 8 月 5 日二诊:精神状态较前好转,双手指关节疼痛、肿胀明显减轻,但仍有周身关节游走性疼痛,晨僵,余无不适,舌质淡红、苔薄白,脉沉细。守 7 月 15 日方去火麻仁,加雷公藤 10 克(先煎)、蒲公英 30 克,14 剂,每日 1 剂,水煎服。

2009 年 8 月 19 日三诊:服上药后周身关节游走性疼痛渐缓,仍有晨僵,纳差,余无其他不适,舌质淡红、苔薄白,脉细弦。守 7 月 15 日方去火麻仁,加藿香、佩兰、延胡索、焦山楂、焦麦芽、焦神曲各 20 克,每日 1 剂,水煎服。

2009 年 9 月 2 日四诊:四肢关节仍时有痛感、晨僵,纳可,舌质淡红、苔薄白,脉细弦。守 7 月 15 日方,去火麻仁,加雷公藤 12 克(先煎)、八楞麻 12 克、乌梢蛇 15 克,每日 1 剂,水煎服。

2009 年 9 月 16 日五诊:四肢关节疼痛好转,晨僵减轻,纳可,舌质淡红、苔薄白,脉细弦。守 9 月 2 日方加制川乌、制草乌各 12 克(先煎),片姜黄加至 25 克,乌梢蛇减至 12 克,每日 1 剂,水煎服。

2009 年 9 月 30 日六诊:四肢关节无明显疼痛,无肿胀、晨僵等症状,纳可,二便调。今日于我院复查:类风湿因子 587.5 单位/毫升,血沉 20 毫米/小时。守 9 月 16 日方去萆薢,加广木香 15 克(后下),片姜黄减至 10 克,每日 1 剂,水煎服。患者服药后已无明显疼痛,继服上方巩固疗效,随访至今疼痛未发作。

验案2

向某,女,34 岁,2010 年 12 月 2 日初诊。主诉:周身关节疼痛反复发作 2RH 余。病史:患者周身关节疼痛反复发作,双手晨僵明显,双中指关节轻度肿胀,恶寒。于 2009 年 1 月在本院风湿免疫科确诊为类风湿性关节炎,曾多处求治,疗效不佳。2010 年 10 月本院查类风湿因子 187 单位/毫升,C 反应蛋白 9.32 毫克/升。现时值冬令,上述症状逐渐加重,纳可,二便调,夜寐尚可,舌质淡红、苔薄白,脉细弦。诊断:痛痹(风寒湿痹证)。治法:祛风散寒,利湿通络止痛。

处方:秦艽 15 克,羌活 15 克,独活 15 克,八楞麻 12 克,制川乌 12 克(先煎),制草乌 12 克(先煎),雷公藤 12 克(先煎),黄芪 60 克,苦参 15 克,炒黄柏 12 克,草薢 15 克,青风藤 15 克,忍冬藤 20 克,鸡血藤 12 克,活血藤 12 克,淡全蝎 8 克,制乳香 12 克,制没药 12 克,土茯苓 30 克,焦山楂 20 克,焦麦芽 20 克,焦神曲 20 克,炙蜈蚣 2 条。每日 1 剂,水煎服。

2011 年 3 月 24 日二诊:服上药后周身关节疼痛稍缓解,诉偶有胃胀不适,纳食尚可,二便调,寐安,舌质淡红、苔薄白,脉细。守 12 月 2 日方去苦参,加鹿衔草、豨莶草各 20 克。每日 1 剂,水煎服。

2011 年 4 月 21 日三诊:药进 15 剂后周身关节疼痛较前明显缓解,无胃胀,恶寒已不显,纳可,二便调,夜寐可。守 12 月 2 日方去焦山楂、焦麦芽、焦神曲、苦参,加路路通 15 克、豨莶草 20 克、乌梢蛇 9 克,每日 1 剂,水煎服。

2011 年 6 月 2 日四诊:服药后周身关节疼痛减轻,余无明显不适,舌质淡红、苔薄白,脉细弦。守 4 月 21 日方,去路路通,加老鹳草 30 克、片姜黄 20 克,每日 1 剂,水煎服。

2011 年 7 月 7 日五诊:药后周身关节疼痛进一步缓解,无其他不适。舌淡红、苔薄白,脉细弦。复查类风湿因子 91 单位/毫升。

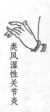

守 6 月 2 日方去制乳香、制没药,加怀山药、伸筋草各 20 克,乌梢蛇加至 12 克,每日 1 剂,水煎服。

2011 年 7 月 28 日六诊:服药后周身关节疼痛较稳定,晨僵减轻,睡眠、饮食、二便正常,舌质淡红、苔薄白,脉细。守 2010 年 12 月 2 日原方去雷公藤,加老鹳草 30 克、乌梢蛇 12 克,每日 1 剂,水煎服。之后以上方为基础加减治疗,至今仍坚持服药。现病情稳定,正常工作学习。

【诊疗心法要点】验案 1 患者以游走性疼痛为特点,李老师用藤类药物以达其肢。青风藤、海风藤作为常用药对,二者均可以祛风湿、通经络,治疗风湿痹痛,但二者又有差异,前者镇痛之功著,后者善治络中之风,阻游走性疼痛。配伍忍冬藤以祛络中之热毒;络石藤通络祛风以通络中之滞;鸡血藤通络舒筋,活血补血,专通络中之血;活血藤祛风活络,散瘀消痛,以除关节之肿胀。李老师又倚重其刻下上肢关节疼痛较显,故用片姜黄、川桂枝以引经达其病所。久病必伤其正,李老师喜用大剂量黄芪益气固表为其扶正护本,补而不滞,治疗痹证尤为适宜。验案 2 患者以全身关节疼痛为主,又肢冷畏寒,舌质淡红、苔薄白,脉细弦,可谓痛痹。李老师拟“温经羌独汤”散寒除湿,祛风通络止痛。本方羌活、独活皆为辛苦温燥之品,为一常用药对,其辛散祛风,味苦造势,性温散寒,故皆可祛风除湿、通利关节。制川乌、制草乌有温经散寒、通络止痛之功,且具有明显镇痛和局部麻醉作用。同时,配用雷公藤祛风除湿、消肿止痛、通经活络,对疼痛以关节周围组织,尤其是肌肉疼痛疗效较好。八楞麻又名接骨草,有良好的舒经活络之效。鸡血藤、活血藤养血活血、祛瘀舒筋止痛,鸡血藤养血之功优于活血藤,而活血藤更适于活血,先生喜二味并用,以冀补血而不滋腻,活血而不伤气。淡全蝎、炙蜈蚣祛风止痉、攻毒散结,其功专力雄,为治久痹、顽痹之要药,为防其耗血散血,配伍黄芪补气养血。秦艽祛风湿、舒经络而利关节。土茯苓泄浊解毒。用鹿衔草、豨莶草加强祛风湿、强筋骨而利关节。青风藤、草薢、忍冬藤等功擅祛风除湿、舒筋活血、通络止痛。为减轻祛风湿药对胃肠道的刺激加用焦山楂、焦麦芽、焦神曲消食和胃。

（舒春,李振怡,李艳2012年第6期《国医论坛》）

李振华验案2则

验案1

某女,30岁,农民。2007年11月15日以关节疼痛肿胀1年余为主诉来诊。自述2006年10月间因居处潮湿,复感外寒,致左髋关节疼痛,当时未予重视,2个月后延及腰椎、两踝、肘及指关节疼痛肿胀,遇寒加重,手足沉重,活动不便。至2007年3月,诸关节疼痛愈甚,转侧不利,行走困难,在区市级医院辗转服中药200余剂并配合针灸治疗,效不佳。查:血沉42毫米/小时,抗链球菌溶血素O试验>500单位/毫升,类风湿因子试验(－)。初诊:肢体关节肿胀重着,屈伸不利,触之发凉,家人搀扶行走。舌质淡、苔白腻,脉弦紧。李老师辨其为寒湿内蕴、闭阻经络、气血瘀滞之痹证,依据脉症治以温经散寒、健脾除湿、通经活络为法。方用自拟"温经除痹汤"治之。

处方:白术20克,云茯苓18克,泽泻12克,桂枝9克,防己15克,香附12克,制川乌5克,千年健15克,苍术10克,黄柏5克,穿山甲10克,木瓜18克,薏苡仁30克,制马钱子1克,甘草3克。6剂,水煎服。

二诊:服上方后关节疼痛、肿胀减轻,肢体稍可活动,可自行缓慢行走,提示体内寒湿之邪稍已温散,经络得以舒畅。病久邪痼已深,非短时可奏大效,宜循其所治,守法守方,持之以恒,以待转机。原方继服30剂。

三诊:关节疼痛肿胀基本消失,行走自如,皮肤已无发凉感,并可操持一般家务。说明病邪去之八九,须中病即止,然久痹正气必虚,祛邪应予以扶正。故原方减除湿活络之防己、黄柏,及散寒湿蠲痹之穿山甲、制马钱子,加黄芪30克、当归15克、制何首乌15克、杜仲15克以补益气血,补肝肾,强筋骨,继服20剂,以资巩固。

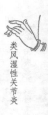

半年后电话随访,知其3月下旬复查:血沉7毫米/小时,抗链球菌溶血素O试验<200单位/毫升,类风湿因子试验(-),现做家务及农活与常人无异,关节疼痛未再发作。

【诊疗心法要点】李老师紧扣病机,立温经散寒、健脾除湿、通经活络之法,方取五苓散、木防己汤及二妙散化裁,以自拟方"温经除痹汤"加减治之。药用白术、苍术、云茯苓、泽泻、薏苡仁、木瓜、防己、黄柏、千年健以健脾除湿,舒筋活络,强筋壮骨;制川乌、桂枝、穿山甲温经止痛,祛除寒湿,活血通经;配入香附行气止痛。其中重点用走窜之穿山甲以通达脉络;用搜风活络之制马钱子散结止痛,以"搜筋骨之风湿"(《外科全生集》)。李老师在多年临床经验中总结出:①痹证之肢体关节肿胀多为湿邪所致,湿聚与脾虚水湿不化有关,故须注意健脾药物的应用;②痹证治疗应不忘虚实,祛邪和扶正要有机结合;③温经之法常可奏效;④久痹往往产生痰瘀,而见诸证加重,非用虫类搜风走窜之品不能治;⑤久痹正气必虚,须随证施用补益气血、滋养肝肾之药,使正气渐复,方可使病有转机。(于鲲,董树平,郭淑云2009年第6期《光明中医》)

验案2

贺某,女,46岁,教师,2009年7月14日初诊。患类风湿关节炎(顽痹)已20年,双手掌指、指间及腕关节肿痛,晨僵大于1小时,反复发作,左腕关节已经僵硬,左手轻度尺偏畸形,怕热,每年春天最重,冬天反而减轻,夏天怕吹空调,口疮一年复发4~5次。近2周来病情复发,出现双腕、多个手关节肿胀疼痛,自觉发热,但又怕凉水、凉风,颈部剧痛影响休息。化验检查:类风湿因子、抗环瓜氨酸肽抗体、抗RA33抗体均阳性,血沉68毫米/小时,抗链球菌溶血素O(-),C反应蛋白(+)。舌质稍红边有齿痕、苔白腻、脉弦数。诊断:顽痹(类风湿关节炎),证属脾虚湿阻化热型。治法:温中健脾除湿,清热通经活络。

处方:苍术10克,白术10克,茯苓15克,生薏苡仁30克,桂枝5克,知母15克,生石膏18克,丹参18克,鸡血藤30克,制马钱子1

克,穿山甲 8 克,乌梢蛇 15 克,白芷 10 克,秦艽 10 克,泽泻 15 克。14 剂,每日 1 剂,水煎服。

2009 年 7 月 28 日二诊:腕、掌指关节僵肿疼痛明显减轻,晨僵缩短至 30 多分钟,关节已不发热,又出现膝关节疼痛,食量增加,但饭后胃不舒服,发凉,小腹坠胀,舌质淡红、苔白,脉弦数。

处方:苍术 10 克,白术 10 克,茯苓 15 克,桂枝 5 克,知母 15 克,生石膏 15 克,丹参 18 克,鸡血藤 30 克,木瓜 18 克,制马钱子 1 克,穿山甲 8 克,乌梢蛇 15 克,白芷 10 克,独活 10 克,蜈蚣 3 条。14 剂,每日 1 剂,水煎服。

2009 年 8 月 4 日三诊:服药后腕手肿痛、膝痛均明显减轻,饮食精神各方面均明显好转,又出现颈部疼痛,僵硬不适,微调上方。

处方:苍术 10 克,白术 10 克,茯苓 15 克,桂枝 6 克,知母 15 克,葛根 15 克,香附 12 克,木香 12 克,丹参 15 克,鸡血藤 30 克,独活 10 克,制马钱子 1 克,全蝎 10 克,蜈蚣 3 条,白芷 10 克,生石膏 12 克,甘草 3 克。14 剂,每日 1 剂,水煎服。

2009 年 9 月 8 日四诊:关节肿痛、颈部疼痛明显减轻,手指关节晨僵消失,又出现腰痛和足底疼痛,舌质淡红、苔薄白,脉弦细。基本守上方如下。

处方:苍术 10 克,泽泻 15 克,生薏苡仁 30 克,桂枝 6 克,知母 15 克,丹参 15 克,鸡血藤 30 克,独活 10 克,白芷 10 克,制马钱子 1 克,穿山甲 8 克,葛根 15 克,全蝎 10 克。14 剂,每日 1 剂,水煎服。

2009 年 9 月 29 日五诊:左手指、手腕关节疼痛消失,右腕关节轻微疼痛,因近日天气转凉再次出现颈部疼痛,舌质淡红边有齿痕、苔薄白,脉弦细。辨证仍为脾虚湿盛,经脉阻滞不通,重点治疗颈部疼痛。

处方:苍术 10 克,白术 10 克,云茯苓 15 克,桂枝 8 克,知母 15 克,香附 12 克,丹参 15 克,鸡血藤 30 克,葛根 15 克,威灵仙 15 克,羌活 10 克,秦艽 10 克,白芷 10 克,穿山甲 8 克,乌梢蛇 12 克,蜈蚣 3 条,木香 8 克,制马钱子 1 克,甘草 3 克。20 剂,每日 1 剂,水煎服。嘱患者巩固治疗以防止复发。

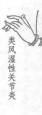

【诊疗心法要点】李老师以温中健脾除湿、清热通经活络的通经宣痹汤为基本方,配仲景桂枝白虎汤治疗类风湿关节炎活动期湿阻气机化热有热象者,方中攻补兼施,寒热并用,温中健脾的桂枝、白术、茯苓、生薏苡仁等为补,丹参、鸡血藤、穿山甲等虫类药通经活络为攻;生石膏、知母、桂枝等寒热并用,生石膏甘辛大寒,气轻发散;桂枝辛温,温经通脉;知母苦寒滋润,润降泻火,善泻三焦之火,桂枝白虎汤用石膏和知母相配,清热之功相互协同,是热邪无可容之地,但生石膏药性苦寒,用量不宜过大,以免伤中焦阳气,因脾多气虚甚则阳虚,本例四诊热象稍减,即不再用生石膏,体现了李老师处处顾护脾胃之阳气的用药特点;丹参、鸡血藤两味均养血活血,尤以血虚血瘀者首选,风湿病各期均可应用,丹参苦、微寒,归心肝经,善入血分,能通血脉化瘀滞、祛瘀生新,为治痹之要药;制马钱子通络止痛有特效,但味苦性寒,毒性强烈,脾胃虚弱者忌用,李老师治疗顽痹制马钱子常用量为 0.5～1 克,疗效好且未见有毒副作用。总之,把温中健脾除湿与清热通经活络药物巧妙配伍,既蠲除了痹证又顾护了脾胃,是李老师治疗痹证的特色。(郭会卿,李沛,李振华 2009 年 10 月 12 日《中国中医药报》)

张琪验案 2 则

验案 1

李某,女,28 岁,1997 年 12 月 3 日初诊。12 年前去外地读书,住宿条件差,感受寒湿而起病。手足关节肿痛变形 5 年余,伴有颈肩及双下肢关节疼痛,每值阴雨天则周身关节疼痛难忍。晨起周身关节硬,活动不利,周身肌肉酸痛、腰酸痛,倦怠乏力,类风湿因子阳性,西医诊断为类风湿性关节炎。经中医多方治疗,均无明显效果,曾服激素,效亦不显。现症:手足关节肿痛变形,遇冷痛剧,得热则减,周身关节遇阴雨天则疼痛难忍,手足凉,畏寒严重,月经量少,经色暗,伴有大量紫黑色血块,舌质淡紫、苔白稍厚,脉沉而无力。中医诊断为顽痹,辨证属于寒湿之邪闭阻经络,经络气血长期不得通畅则产生瘀血。故治以祛寒除湿通络兼以活血化瘀之法。

处方:炙川乌15克,全蝎10克,乌梢蛇15克,甲珠15克,土鳖虫10克,蜈蚣2条,地龙15克,鸡血藤30克,青风藤30克,秦艽15克,独活15克,桂枝15克,白芍20克,当归20克,黄芪30克,甘草15克。水煎,日2次温服。

二诊:患者服前方14剂,关节疼痛明显减轻,体力增加,畏寒状态明显好转。以前方加威灵仙15克、狗脊20克,加强温阳散寒、祛风通络之力。患者前后8次复诊,共服药90余剂,至1998年3月24日第9次复诊时,周身关节痛基本消失,唯晨起仍觉手足胀,月经量正常,经色暗红,血块消失。舌质淡红、苔薄白,脉沉而稍数。遂减前方中虫类搜剔之品,加养血补肾之杜仲、川续断、桑寄生之类。又服14剂,一切如常人(除手足关节变形外),遂停药,随访1年,无复发。

【诊疗心法要点】张老师认为,类风湿性关节炎属于中医顽痹范畴,中医辨证为病久入络、痰瘀交结、深入骨骺,病情虚实寒热错综复杂,虚则属于肝肾亏虚,气血不足,肝主筋,肾主骨,气血虚弱,免疫功能低下;实则风寒湿邪外袭,日久化热,生瘀生痰。风寒湿热瘀交阻,营卫气血受阻不通,故疼痛难忍,一般草木祛风除湿之品,均难奏效,必须用虫类药透骨搜风,方有效验,其功专而力捷,远非一般草木之品可比,实践证明虫类药擅长搜剔络中风寒湿邪,驱寒蠲痹,对于痰瘀痹阻、凝滞不除、迁延日久、深入骨骺的重症类风湿,坚持治疗,每获良效。其中全蝎走窜之力迅速,搜风开瘀通络,为治疗顽痹之要药;地龙性味偏寒,有通经活络、清热利水之功,对于风湿热痹或下肢痹痛者尤为适宜;甲珠,善于走窜,专能行散,通经络而达病所,善治痹证强直疼痛;乌梢蛇善行而祛风,为治疗诸风顽痹要药;蜈蚣用于风湿痹痛,有良好的止痛效果;土鳖虫破血逐瘀、接骨续筋、疗伤止痛,于治疗类风湿之痹痛屡获良效。张老师以上述六虫为主,组成"六虫汤",六虫相伍,共奏驱寒蠲痹、搜风除湿、通络止痛的功效,配合川乌、草乌、附子驱风湿、除沉疴痼冷,治疗类风湿屡

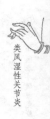

用屡验。(孙元莹,吴深涛,姜德友,等2007年第2期《中华中医药学刊》)

验案2

张某,女,52岁,2002年8月7日初诊。类风湿性关节炎病史7年,近日加重。以颈肩、腰膝、髋关节疼痛及屈伸不利为主,手指关节呈梭形变形,晨僵明显,手部发凉。因诸关节疼痛,活动不利,不能胜任家务劳动。舌质淡红、苔白滑,脉沉。中医诊断为骨痹,辨证属风寒之邪侵入关节血络,痹阻不通。治宜祛风散寒,活血通络。

处方:牛膝、地龙、羌活、秦艽、香附、苍术、五灵脂、桃仁、红花、川芎、制川乌、炮穿山甲、乌梢蛇、甘草各15克,当归20克,黄芪、鸡血藤各30克,黄柏、全蝎、土鳖虫各10克。每日1剂,水煎服。

服前方14剂,颈肩、腰膝及手指关节疼痛减轻,屈伸较前灵活,唯髋关节疼痛缓解较慢,守原方继服30剂。

10月13日复诊:诸关节疼痛显著减轻,髋关节疼痛已好转,关节屈伸较前灵活,伴有汗出、身痒、乏力、肌肤甲错,宜加强补肝肾、强筋骨之品,扶正祛邪兼顾治疗。

处方:当归、生地黄、鸡血藤各20克,川芎、赤芍、牛膝、地龙、秦艽、羌活、苍术、千年健、钻地风、乌梢蛇、狗脊、制川乌、甘草各15克,黄芪、穿山龙、青风藤各30克,炮穿山甲、土鳖虫、全蝎各10克。每日1剂,水煎服。

服药14剂,关节疼痛继续好转,已能适当做家务,但胃纳不佳,胃脘胀满。于前方加砂仁、半夏、陈皮各15克。连续服药14剂,诸疼痛消失,周身较前有力,已经胜任家务劳动。随访半年未复发。

【诊疗心法要点】本例类风湿性关节炎日久,以关节变形僵直、关节疼痛为主症,属痹症中之骨痹,辨证为风寒之邪侵袭,深入骨骼,血络痹阻所致,以王清任身痛逐瘀汤为主,加用虫类搜剔之药,如全蝎、土鳖虫、乌梢蛇等而收到明显效果。治疗过程中患者出现汗出、乏力、身痒、肌肤甲错,乃邪气见除,血络稍通,风寒之邪未尽,肝肾虚已显,故加入狗脊、当归、黄芪等补肝肾、益气血之品而获良

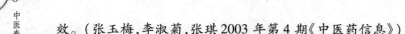

效。(张玉梅,李淑菊,张琪 2003 年第 4 期《中医药信息》)

路志正验案 2 则

验案 1

某男,21 岁,1983 年 3 月 17 日初诊。患者两足跟疼痛 3 年,右膝关节疼痛 2 年,近 3 个月加重。曾经医院诊为类风湿性关节炎,经治未效而来我院治疗。查血沉 45 毫米/小时,类风湿因子阳性,抗链球菌溶血素 O 200 单位/毫升。就诊时患者右胸锁关节、骶髂关节、双足跟疼痛明显,不红不肿,面色晦暗,两瞳孔散大,舌淡、苔薄白,脉沉弦紧。细询其父母均年过花甲,病者系晚生子,先天不足,加之后天调养失宜,寒湿内侵,发为寒痹。五脏六腑之精皆上注于目,瞳仁属肾水所主,而腰骶、足跟皆足少阴肾经所过之处,治疗应从肾着眼,宜强腰固肾,散寒祛湿,用右归饮、麻黄附子细辛汤加减化裁。

处方:熟地黄 20 克,淫羊藿 12 克,鹿角霜 15 克,狗脊 12 克,桑寄生 15 克,麻黄 3 克,制附子 9 克(先煎),细辛 3 克,桂枝 10 克,制乌蛇肉 10 克。

患者服药 7 剂,瞳神缩小,脉有缓象,病势似有起色。唯先天不足,较为难治,宜守方。遂将制附子改为制川乌,制乌蛇肉加至 12 克,增露蜂房 6 克以加强散寒通络之力。服至 1983 年 4 月 14 日,用药又达 21 剂,关节痛减,类风湿因子阴性,血沉 20 毫米/小时,遂减制川乌为 6 克,加制首乌 12 克。服药 10 剂,再增黄芪 15 克、当归 9 克、白芍 30 克、甘草 6 克。调至 6 月初,疼痛大减,好转出院。

验案 2

某男,45 岁。2 年来关节酸痛沉重,遍及周身,疼痛部位不移,而以两肩关节为著。经某医院检查,血沉 43 毫米/小时,白细胞 11×10^9/升,诊为类风湿性关节炎,服保泰松、吲哚美辛等未见明显好

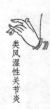

转，于1978年6月7日来诊。近日来，天气阴霾多雨，患者双肩关节酸痛加剧，周身困重，恶风寒而无汗出，自觉气短，纳呆不饥。舌淡红、苔白腻，脉濡而小数。关节痛处不移，沉重酸痛，显系湿痹。病人脾虚湿困，然恶风寒而无汗，知其表邪尚在，以祛风散寒、健脾除湿之法，拟麻黄加术汤合麻杏薏甘汤加味。

处方：麻黄3克，桂枝9克，杏仁9克，羌活9克，白术9克，薏苡仁2克，陈皮6克，半夏9克，甘草3克。

服药4剂，微汗出，恶寒除，而疼痛稍减。但患病2载，脾虚湿困，气血已衰，非补益则脾虚不复，弃温燥则寒湿莫除。

二诊：即以健脾益气为主，兼以祛风散寒除湿，方选六君子汤化裁。

处方：党参12克，茯苓9克，炒白术9克，陈皮6克，半夏12克，怀山药12克，羌活9克，独活9克，川乌6克（先煎），草乌6克（先煎），秦艽9克，薏苡仁15克，甘草3克。6剂。

三诊：药后关节疼痛大减，气力有增，而大便偏干，小便短赤，舌尖边略红，苔微黄而腻，脉弦细而数。此寒湿欲解而有化热之势，遂更方以健脾除湿，清热通络。

处方：生石膏30克（先煎），白术10克，薏苡仁15克，秦艽10克，豨莶草15克，甘草3克，生姜3片，大枣7枚。4剂。

四诊时热势已除，苔白腻，脉濡缓，仍以健脾益气为主，略减散寒除湿之力，用二诊方去川乌、草乌、羌活、独活，加苍术9克、防风9克投之。守方进药23剂，至8月10日关节疼痛消失，查血沉19毫米/小时，白细胞$9×10^9$/升。脾主肌肉，以营四维。脾虚不运，则湿邪内生，内外合邪，故四肢沉重酸痛。治疗本例患者，始终注重脾胃，二诊及四诊仍以健脾益气为主以治其本，脾气健而寒湿易除，故病人饮药37剂而病痛霍然若失。

【诊疗心法要点】验案1中患者病属寒痹，疼痛剧烈，而痛以腰骶、足跟为甚，瞳孔散大，系先天不足所致。故治以强腰固肾为主，方中用淫羊藿、狗脊、桑寄生等以补肾强筋，兼以用麻黄、制附子、细辛、桂枝等散寒除湿而取效，后用黄芪、当归等增益气和营调治。验案2中患者属湿痹,湿痹之为病,关节疼痛、部位不移,肢体重着酸楚,甚则麻木。脾主肌肉,以营四维。脾虚不运,则湿邪内生,内外合邪,故四肢沉重酸痛。治疗湿痹,当以利湿为主,兼以祛风散寒、理脾益气之法。盖脾主运化,喜燥恶湿,若脾气健运,则湿邪自祛也。治疗本例患者,始终注重脾胃,二诊及四诊仍以健脾益气为主以治其本,脾气健而寒湿易除,故患者饮药37剂而病痛霍然若失。(闻辉2008年第15期《中国社区医师》)

娄多峰验案2则

验案1

王某,女,38岁,2011年1月9日初诊。四肢诸关节对称性肿胀、僵硬、疼痛半年,服柳氮磺胺吡啶、羟氯喹、中药等效一般。刻症:手足关节对称性肿胀、僵硬、疼痛,皮色暗,活动不利,入夜甚,阴雨天加重,伴纳呆、乏力,经行后错,二便调。舌质淡、体瘦小有齿龈、苔薄,脉弦细。平素多劳碌,遇事善伤感忧虑。血沉82毫米/小时,类风湿因子69.34单位/毫升,C反应蛋白26.04毫克/升;X线:双手诸近位指间、掌指、双腕关节软组织肿胀,双手、双腕诸骨骨质疏松,部分见囊样透光区,双腕关节间隙狭窄。西医诊断:类风湿关节炎。中医诊断:顽痹,脾虚寒痰瘀阻证;治法:益气健脾,祛风除湿,化痰通络蠲痹。

处方:党参15克,防风12克,炒白术15克,炒薏苡仁20克,制半夏12克(先煎),淫羊藿15克,桂枝10克,川牛膝15克,海风藤15克,土鳖虫12克,延胡索15克,川芎12克,陈皮9克,细辛6克,炙甘草6克,生姜5片。7剂,每日1剂,早晚温服。3剂后四肢诸关节肿胀、僵硬、疼痛明显缓解,活动功能改善;

二诊:仍感经前烦躁、关节僵硬,守方加柴胡6克、青皮9克。20剂继服,诸关节肿痛渐消,晨起稍僵痛,皮色渐如常,活动功能可。

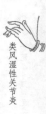

三诊:诸证大消,守方去细辛,加白芍12克。继服3个月,肿痛消,关节功能如常,无明显不适,复查各项指标明显下降,以后间断经前服该方巩固治疗,随访1年病情稳定,复查各项指标正常。

【诊疗心法要点】"脾为后天之本""气血生化之源",思虑劳碌,脾虚健运化失司,气血不足,精津失布,风寒湿邪承袭,痰湿痹阻经络关节,"不通""不荣"发四肢关节僵硬、肿胀、疼痛、活动不利,寒痰湿甚,皮色较暗。"脾为生痰之源",桂枝、制半夏温运脾阳,温饮化痰蠲痹;党参、炒白术、炒薏苡仁益气健脾,绝生痰之源;"风能胜湿"四末湿邪,川牛膝、海风藤等祛风胜湿,温通经脉,通达四末;川芎活血养血,通络消肿;细辛、延胡索以温经通络,理气止痛,"行血中之气,活气中之血,治一身尽痛";土鳖虫血肉有形之躯,蠲风湿顽痰之邪;炙甘草、生姜调和诸药,解制半夏之毒。经前烦躁、关节僵硬,为肝郁气血阻滞,柴胡、青皮疏肝解郁,理气通络;加白芍以养肝血、柔肝旺,防祛风过燥之效。(赫军、李丽华、郑永昌,等2013年第9期《中国中医急症》)

验案2

周某,男,52岁,汉族,驾驶员,1994年9月7日初诊。主诉:全身关节酸痛2个月余。现病史:于2个月前因劳累后露宿着凉,出现右手中指关节肿胀疼痛,约半月后出现全身多关节痛,呈对称性,以手足小关节为主,双手晨僵,约1小时。当地医院给西药(药名不详)治疗,仍无好转而前来求诊。主症:全身关节痛,已月余不能上班活动,生活受限,双手晨僵约2小时,各关节怕凉、畏寒,变天加重,纳差,汗出,二便正常。查:四肢各小关节压痛(十),肿胀,以双手各指节、小趾尤重;舌质淡、边有瘀点,苔白滑,脉弦紧滑。诊断:顽痹(类风湿性关节炎)。治宜散寒祛湿,活血通络。

处方:羌活、透骨草、木瓜、鸡血藤、薏苡仁、当归、丹参、海风藤各30克,制川乌9克,制草乌9克,桂枝15克,萆薢20克,甘草10克。水煎服,分2次温服。嘱避风寒湿凉,进易消化食物。

1994年9月18日二诊:服上方10剂,疼减明显,已能行走,精神、饮食好转,其他同前,仍有口干。予上方加生地黄 20 克。继服 20 剂,同服痹隆清安片,连服 3 个月。

1995 年 1 月 4 日三诊:已治 3 个月,主症已好,疼痛消失,已上班,偶有不适,查各关节动正常,嘱再服痹隆清安片 3 个月,以巩固疗效。

【诊疗心法要点】此例属感受寒湿风之邪,寒湿风之邪客于经脉,致气血不畅,阳气不达,故肢体关节疼痛、肿胀、僵硬,遇寒湿凉则加重。湿困于脾,则胃脘胀满,纳差,经脉闭阻日久必有瘀血形成,故舌瘀斑,脉弦紧。吾师以羌活、木瓜、海风藤祛风除湿,舒筋骨,利关节,草薢、薏苡仁利湿,除痹;当归、鸡血藤、丹参活血补血通络;桂枝温通血脉,制川乌、制草乌祛风散寒、通络;甘草调和诸药,解制川乌、制草乌之毒,能益脾祛邪,利肌肉、筋骨,使关节得以荣养,病邪自除。再用痹隆清安片巩固疗效,故收良效。(侯存德,臧文峰 1996 年第 7 期《陕西中医》)

张鸣鹤验案 1 则

验案

赵某,女,6 岁,2012 年 4 月 24 日初诊。四肢对称性多关节肿痛 6 个月。患者 6 个月前出现手、腕、肘、肩、双膝及踝、脚趾多关节疼痛,双手晨僵约 1 小时缓解,间断服用泼尼松 10 毫克/日及双氯芬酸钠。现双手、腕、肘、肩、双膝及踝、脚趾多关节疼痛,双手腕指关节肿,两手握不住,两腕屈曲受限,纳眠可,二便调,舌红、苔黄腻,脉滑数。辅助检查:抗环瓜氨酸肽抗体(+),血沉 46 毫米/小时,类风湿因子 245.7 单位/毫升,C 反应蛋白 57.85 毫克/升,肝肾功能(-)。西医诊断:类风湿关节炎。中医诊断:顽痹(湿热痹阻)。治法为清热解毒、祛风除湿、活血通络。

处方:雷公藤、羌活、猫眼草各 15 克,猪苓、土茯苓、金银花、板蓝根、虎杖、独活、川牛膝各 20 克,川芎、黄柏各 12 克,制川乌、白芥子各10克。14剂,每日1剂,水煎服。同时嘱其注意日常调护,适当锻炼,注意休息。

2012年5月9日二诊:症状减轻,两手指节仍有肿痛,两膝痛轻,泼尼松改为5毫克/日,舌红、苔黄,脉滑。上方去黄柏,加茯苓皮20克、土鳖虫10克,继服14剂。

2012年5月24日三诊:症状减轻,关节基本不痛,两手指节肿消,仅有僵紧不适,泼尼松已停用。舌红、苔白,脉缓。

处方:雷公藤、羌活各15克,猪苓、金银花、大血藤、虎杖、独活、黄芪各20克,川芎、黄柏、桂枝各12克,制川乌6克,红花、白芥子各10克,高良姜5克。24剂,隔日1剂;后配丸药巩固1年,现患者关节无不适。

【诊疗心法要点】张老师认为类风湿性关节炎属于风湿热痹,可分为热重于湿型、湿重于热型。根据本病的病因病机,结合急则治其标,缓则治其本,病症结合,辨证论治早期的类风湿性关节炎应着重祛邪,治以清热解毒为主,祛风除湿辅以活血通络;而发病毒邪深入骨骱,迁延难祛,故宜寒温并用,药性平缓,长期守方,以达到临床治愈的目的,而对于后期的患者而言,由于失治误治,病程日久,出现关节畸形、功能丧失的晚期症状,此为瘀血和痰浊所致,治疗上可重用活血祛瘀及祛痰通络之品。(苏海方,张立亭2013年第10期《山西中医》)

王琦验案1则

验案

陈某,女,83岁。因天气变化偶感风寒,突发周身筋骨肿痛1个月。下肢不能行走,上肢不能抬举,活动受限,生活不能自理,甚则不能翻身,由家人背来就诊。兼见便秘、纳差、恶风寒,喜热饮,但神志清,语言流畅,舌质紫、苔白腻,脉沉弦。先生辨为气血亏虚,风湿阻络,经脉痹阻。治宜益气和营,蠲痹通络。方拟仲景桂枝加芍药生姜人参新加汤合张锡纯之活络效灵丹加减。

处方:党参15克,杭白芍15克,桂枝10克,生姜10克,大枣6枚,炙甘草6克,当归10克,丹参10克,虎杖10克,茜草15克,制乳香3克,制没药3克,浮萍10克。6剂。

二诊:诉服上药3剂后,肿痛即明显好转,服完6剂,今能自行拐就诊。能自行下床活动,纳食转好,大便正常,舌质淡紫、苔白腻,脉滑。

处方:党参15克,桂枝10克,白芍15克,炙甘草6克,生姜3克,大枣6枚,丹参10克,制乳香3克,制没药3克,茜草15克,浮萍10克。6剂。

三诊:诉诸证消失,活动自如,基本恢复如常。嘱仍服二诊方5剂以善其后,巩固疗效。

【诊疗心法要点】本案为高龄患者,素体气血不足,气虚无以温腠固表;加之外邪侵袭,血虚无以养筋润脉,故筋脉冷痛,屈伸辗转不利。先生以新加汤以益气和营,补血养阴,通脉止痛。活络效灵丹活血止痛。加茜草以"通经脉,治骨节风痛,活血行血",加虎杖取其"主风在骨节间及血瘀"(《本草拾遗》),浮萍则"主风湿麻痹"(《本草纲目》)。该病的治疗之所以取得如此神速之效,在于先生能及时准确地抓住其病理特征,考虑到患者乃高龄患者,素体较弱,气血不足,先生侧重于"筋脉濡养""经脉者,所以行血气而营阴阳,濡筋骨,利关节者也。"营血虚而不能濡养筋脉则身疼痛,故选用新加汤,既可用桂枝、生姜以宣通其衰弱的阳气,通脉和营,又重用白芍滋养营血,党参、大枣、甘草甘温以益气补虚。将辨证、辨病、辨体融于临床诊治疾病的具体实践中,是王老师诊病的一大特点,而先生临证的另一特点是立足实践,勤于思考,不人云亦云。如本案的治疗,先生既没有按临床治疗该病的常规套路一味补肾壮骨,也未用羌活、独活、五加皮之类祛风除湿之品,而是以个体为中心,以理虚止痛立法。(吴少刚,骆斌1998年第6期《北京中医药大学学报》)

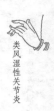

刘启廷验案 1 则

验案

马某,女,34 岁,市粮食局职工。1982 年 11 月 25 日就诊。自述 1982 年 8 月在流产时被电风扇吹,后即感全身寒冷、肌肉紧缩、寒战。10 天后,又因浴后在外乘凉,当晚即感全身重着酸痛,肢体麻木,活动不灵,恶风怕冷。后渐手、足尖麻木,扶物有触电感,自觉关节出凉气,遇寒则酸痛难忍。曾服用抗风湿灵、泼尼松、吡氧噻嗪,可取少时之效,过后又麻木酸痛,不能活动。诊见形体虚胖,面色晦暗,气虚无力,两手指关节肿大。四肢欠温,二便正常,食欲差,舌淡红、苔白,脉沉缓。化验:血常规及血沉均正常,类风湿因子阳性;抗链球菌溶血素 O 833 单位/毫升。脉症合参为风寒湿邪乘虚而入、气血运行受阻所致的寒湿痹痛。治宜温经散寒,益气通阳,开肌腠,驱寒湿。方以乌头汤加减。

处方:麻黄 10 克,黄芪 30 克,桂枝 20 克,白芍 15 克,木瓜 15 克,天麻 12 克,全蝎 10 克,乌蛇肉 12 克,薏苡仁 30 克,干姜 10 克,川乌 10 克,防风 10 克。水煎,每日 1 次,温服。

二诊:服 5 剂后,自觉肢体疼痛减轻,稍能活动,食欲增,前方继服。

三诊:自己能走来就诊,四肢较前温暖,恶风怕冷大减。前方去川乌,干姜减至 6 克,服 60 剂。后又给以人参再造丸,并用薏苡仁 60 克、黄芪 60 克、木瓜 30 克、天麻 15 克、大枣 15 枚煮粥食之,共治疗 3 月余,基本恢复健康。

【诊疗心法要点】产后肢体冷痛,系由产后真元大损、气血空虚、感受风寒所致。临床表现为恶风怕冷,肢体关节麻木酸痛。治以益气通阳法。本案患者以恶风、怕冷为主,为寒湿凝滞所致,治以温经散寒法,在益气养血的同时,重用川乌、干姜温经通络,散寒除湿。证药合拍,故取得了满意效果。(刘启廷 1986 年第 3 期《山东中医

杂志》)

吴生元验案 2 则

验案 1

张某,女,27 岁,职员,有关节炎病史 8 年,2002 年 3 月 31 日初诊。2 年前足月分娩后,因产褥期受凉,关节疼痛又复发作,服消炎止痛药能暂时止痛,但近期关节疼痛发作次数增多,日趋加重。刻诊:患者痛苦面容,双手指指间关节呈梭形肿胀疼痛,双腕及肘、膝关节亦肿痛,右膝较重,右肘关节鹰嘴处有一圆形发红硬结,轻压痛,张口咬颌时,左颞颌关节处酸痛不适,肿痛关节灼热难耐,局部皮肤发红而热,关节活动时疼痛加剧,且清晨有僵硬感,口咽干苦,食思欠佳,喜饮清凉,舌尖边色红、苔粉白根部泛黄。此证乃产后气血未复,感受外邪,闭阻经脉。由于气虚血行不畅,血虚不能濡养关节经脉,邪郁化热,遂致风湿热郁痹阻作痛。查:抗链球菌溶血素 O > 300 单位/毫升,类风湿因子 320 单位/毫升,血沉 38 毫米/小时。X 线示:肿痛关节除局部软组织肿胀外,骨质未见明显异常;右膝关节腔内有少量积液。诊断为尪痹,属风湿热郁型(类风湿性关节炎急性发作期)。治宜清热宣痹,活血止痛。拟方加味竹叶石膏汤。

处方:淡竹叶 10 克,生石膏 30 克,半夏 15 克,麦冬 15 克,沙参 30 克,知母 15 克,威灵仙 15 克,羌活 10 克,秦艽 10 克,牛膝 15 克,淫羊藿 15 克,薏苡仁 15 克,生姜 15 克,大枣 15 克,甘草 10 克。每日 1 剂,煎服 3 次,连服 7 日。另加静脉滴注灯盏花注射液,每日 40 毫升。甲泼尼龙 50 毫克加入 5% 葡萄糖水 200 毫升静脉滴注,1 次/日,连用 7 日。英太青胶囊,2 次/日,1 粒/次。并适当补液,常规给服维生素 B、维生素 C 之类。

2002 年 4 月 8 日复诊:关节肿痛明显减轻,局部皮肤已不红不热,晨僵有所缓解,关节肿胀未消,肢体活动重滞不便,乏力自汗,脉象已转缓,舌质红色减退,舌苔薄腻已有津液,饮食稍增,二便尚可。

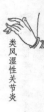

此为热证已微,但热邪易清,湿邪难化,加之气血不充,营卫尚未调和。故治法当随证而变,宜益气养血、调和营卫、通经活络、除痹止痛。拟补中桂枝合方加味。

处方:黄芪30克,当归20克,沙参30克,陈皮10克,炙升麻10克,柴胡15克,白术15克,桂枝20克,白芍15克,羌活10克,独活10克,海风藤10克,海桐皮10克,淫羊藿15克,薏苡仁15克,生姜15克,大枣5枚,甘草10克。每日1剂,煎服3次,连服15剂。另加静脉滴注灯盏花注射液40毫升/日,或丹参注射液20毫升/日。停用甲泼尼龙注射液,改为口服泼尼松片30毫克/日,清晨1次顿服;静脉滴注甲氨蝶呤10毫克/日。

2002年4月23日三诊:四肢关节已不疼痛,关节肿胀基本消退,自汗止,起居生活全然自理。复查:抗链球菌溶血素O<200单位/毫升,类风湿因子30单位/毫升,血沉14毫米/小时。治宜益气养血、舒经活络。拟方加味当归四逆汤。

处方:附片、桂枝各30克,当归20克,细辛5克,通草10克,白芍、桑寄生、牛膝、淫羊藿、薏苡仁、生姜各15克,大枣5枚,甘草10克。每日1剂,煎服3次,连续50剂。嘱泼尼松每周日用量减服1片(5毫克),直至停药为止;每周静脉滴注甲氨蝶呤10毫克,连用6周后停药。

治疗后病情稳定,已正常上班工作,随访半年,关节肿痛未见发作。

【诊疗心法要点】对于类风湿关节炎吴师主张短阵激素冲击治疗,对症还可口服一些非甾体消炎止痛药,如布洛芬、吡氧噻嗪、美洛昔康等。与此同时,按证候性质选方用药加以治疗,从整体加以调整,可以减少西药的用量、缩短用药疗程、减少不良反应。(肖泓,吴泳昕,吴生元2004年第10期《中国中医药信息杂志》)

验案2

金某,女,于2007年1月18日初诊。患者以手指关节、肘关节、肩关节、双膝关节对称性肿胀疼痛2年余,加重1周,伴有颞颌关节张口疼痛,关节屈伸不利,晨僵,天阴下雨疼痛加重,纳食少,大便稀,舌质淡、苔薄白,脉沉细。查:类风湿因子(＋),血沉40毫米/小时,抗链球菌溶血素O 250单位/毫升。根据舌、脉、症,辨证为风寒湿痹,治宜温经散寒,祛风除湿通络。方选黄芪防己汤加味。

处方:生黄芪30克,防己10克,桂枝20克,白术15克,茯苓15克,川芎10克,细辛8克,独活15克,羌活10克,怀牛膝15克,秦艽10克,海桐皮10克,海风藤10克,淫羊藿15克,薏苡仁15克,生姜15克,大枣5枚,甘草10克。

上方服3剂,关节疼痛有所加重,鼓励患者坚持服用,再服5剂后,关节疼痛逐渐减轻,晨僵存在,天阴则疼痛加重,效不更方,坚持服上方2月余,关节肿胀疼痛明显减轻,晨僵不明显,仅在气候变化时感觉轻微疼痛,后改用桂枝附子汤,以加强温阳散寒之功,巩固治疗。

处方:附片10克(开水先煎4小时),桂枝20克,杭白芍15克,细辛8克,川芎15克,知母15克,羌活10克,独活10克,秦艽10克,牛膝10克,淫羊藿15克,薏苡仁15克,防己15克,石菖蒲10克,大枣5枚,甘草10克,生姜15克。

再服10剂,诸证消失,血沉15毫米/小时,长期坚持服用附子桂枝汤巩固治疗3个月,病情无大反复,复查类风湿因子(－)。

【诊疗心法要点】吴老师指出无论是急性发作期,还是慢性稳定期,都应抓住经络气血痹阻的病机关键,结合类风湿性关节炎本虚标实的病理特点,在治疗中强调"益气",其意在于气行则血行,气滞或气虚则血滞,若经络气血调畅,疼痛自然会解除,也寓"宣通"之义于其内。吴老师认为治疗类风湿性关节炎,祛风、散寒、除湿、清热是常用的祛邪之法,健脾、益气、补肾是常用的扶正之法,通经活络乃是通治之法,而化痰软坚、活血祛瘀是夹瘀、夹痰时常用的辅助治法。此外,类风湿性关节炎非同急暴之病,其病势多相对稳定,病理变化、证候演变一般较慢,尤其是久病患者,治疗时即使方药对症,初服也不一定必见效果,因此导师强调:辨证明确,要擅于守法守方,坚持治疗,个别患者初服几剂,反而出现症状加重,如本案患者,

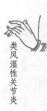

此乃药达病所、正邪相搏之佳象。若医者不明病变之规律，加之患者要求速效，必易法更方，使前功尽弃。但是守方决不能死守不变，证变药应随更，切忌"刻舟求剑"。（肖泓，吴永昕，吴生元2009年第4期《云南中医中药杂志》）

李文瑞验案1则

验案

原某（日本人），女，55岁。患类风湿关节炎7～8年。因关节疼痛难忍，服友人从中国带去的雷公藤片，服后虽疼痛可缓解但出现白细胞下降故停服，余未再服他药治疗。诊见两手关节已变形，屈伸不利，其关节呈梭形，持物不便；足趾变形轻微，但步履困难，以行走较多时为著；周身关节亦时痛。每年冬月寒湿季节，手足关节痛重，夜寐更甚，因而影响睡眠。平素形寒肢冷，手足极度恶冷水，每日必饮滚热茶水，以解寒痛之苦，纳尚馨，二便顺调，面色苍白不化。舌质淡、苔薄白水滑，脉细弦。证属风寒湿痹。治宜温经散寒、祛风除湿，通痹止痛。方拟桂枝附子汤合甘草附子汤加味。

处方：附子15克（先煎），桂枝13克，干姜6克，大枣10枚，白术10克，炙麻黄6克，细辛3克，甘草8克。3剂，水煎服。

服第1剂后微汗，余无其他不良表现，嘱继服。服后第4日，观其面色仍苍白不化，形寒未加重，药后确有微汗，第3剂药后身有温暖感。按上方再5剂，药后一切正常，身恶寒已明显减轻。改制蜜丸缓图其疗效。

处方：附子30克，桂枝15克，炙麻黄13克，细辛10克，白术10克，白芍15克，木瓜10克，干姜10克，当归10克，水蛭15克，炙甘草6克，老鹳草30克，红花10克。上方5倍量共研细末，炼蜜为丸，每丸重9克。每服1丸，每日2～3次。

服1个月后，来电话报告其病情，初服蜜丸（每服1丸，每日3次）大便曾溏，之后渐成形，纳如常。突出表现为关节痛大减，形寒已不显,手遇冷水亦可忍,行走比以前有力,关节变形未变,伸屈似比以前有进步。上方去木瓜,加威灵仙 15 克。上方 10 倍量共研细末,炼蜜为丸,每丸重 9 克。每服 1 丸,每日 3 次。

药尽后再诊,诊见面色红润,精神爽快,操持家务比前灵活。周身关节痛已不显,当时虽为冬月,关节重痛未再出现,夜寐宁,纳便如常。舌质微微现红、苔薄白无水滑之象,脉仍细弦。据上述病情再投以蜜丸。

处方:附子 20 克,桂枝 13 克,白芍 13 克,炙麻黄 6 克,细辛 3 克,干姜 6 克,当归 10 克,威灵仙 10 克,黄芪 15 克,鸡内金 10 克,炙甘草 6 克。上方 10 倍量共为细末,炼蜜为丸,每重 9 克。每服 1 丸,每日 3 次。

上方坚持服用年余后,手指变形的关节比前灵活更多,伸屈有力,持物方便如常人,足趾变形基本复常,生活起居已如常人。患者要求继续服药,又投上方 10 倍量共为细末,炼蜜为丸,每重 9 克。每服 1 丸,每日 3 次。继续改善症状,并以巩固疗效。

【诊疗心法要点】该患者治用桂枝附子汤合甘草附子汤加味,以温养经脉、祛风胜湿、通阳蠲痹为法而获效。方中以附子为君,用量最多时为 30 克,取其辛温,通行十二经,温阳散寒,化湿止痛;桂枝通阳化气,二者合用增强助阳胜寒化湿之力;白术苦温,健脾除湿,既治寒湿之痹,又可止痛;附子、桂枝、白术三者合用,更有温阳化气之功;风寒湿之邪,留注关节,若徒恃猛力驱散,风邪虽易去,而寒湿之邪不易去除,故炙甘草与附子同用,使附子猛烈之味,缓而发挥作用,即宜缓而渐进之,以达风寒湿俱除之效;炙麻黄、细辛同用,借助温经散寒、祛风去湿、通阳开痹之力;又助附子、桂枝温通表里;炙麻黄得白术,使麻黄发汗而不过汗,白术得炙麻黄能并行驱逐表里之湿。该患者一向形寒而无汗,药后渐有微汗,寒证得缓;细辛通经散阴寒,以通痹止痛,细辛配附子能散寒通脉,以疗寒凝气滞关节痛;另加威灵仙、木瓜等,意在散风祛湿、和脾舒筋,使变形的关节,渐能屈伸有力;水蛭用其改善微循环,使僵硬的关节渐加活动;生姜、大枣外以和营,内以健脾。(王凌 2013 第 2 期《中医杂志》)

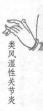

裴正学验案 2 则

验案 1

王某,男,38 岁,因双侧上下肢疼痛伴发热 7 日于 2011 年 11 月 20 日。7 日前因感冒出现全身关节疼痛,四肢酸困,活动受限,阴天关节疼痛加重,发热,体温 38℃。查体:双侧手指关节肿大变形,髌骨及膝关节周围压痛,血沉 65 毫米/小时,类风湿因子(+),C 反应蛋白 40 毫克/升,白细胞计数 12.5×10^9/升,舌质暗红、苔白腻,脉弦数。X 线片示:软骨及骨质破坏,关节变形。西医诊断:类风湿性关节炎Ⅲ级,感冒。中医诊断:痹证。证属寒湿阻络,兼外感风热。治宜散寒除湿,活血化瘀兼清热解毒。方用桂枝芍药知母汤加人参白虎汤加减。

处方:桂枝 10 克,白芍 10 克,知母 20 克,生石膏 60 克,红花 6 克,当归 10 克,麻黄 10 克,白术 10 克,制川乌 15 克(先煎 1 小时),制草乌 15 克(先煎 1 小时),细辛 15 克(先煎 1 小时),马钱子 1 个(油炸),桑枝 30 克,威灵仙 10 克,独活 10 克,青风藤 15 克。每日 1 剂,水煎 2 次取汁 300 毫升,分早晚 2 次服,服 14 剂,药渣蒸热后外敷患处。

2011 年 12 月 5 日二诊:服药后,患者发热及关节疼痛减轻,查血沉 22 毫米/小时,白细胞 6.5×10^9/升。乏力,纳差,舌红、苔白,脉弦细。证属脾气亏虚,寒湿阻络。治宜益气健脾,祛湿通络。上方去生石膏,加秦艽、党参、黄芪各 10 克益气健脾,连续调理服用 6 个月,病情好转,后随访 2 年病情稳定,可参加日常轻体力劳动。(展文国,鲁伟德 2013 年第 2 期《河北中医》)

验案 2

张某,女,38 岁。患类风湿性关节炎 5 年,现手指、足趾小关节疼痛,屈伸不利,尤以双手中指关节、腕关节突出。查体可见该关节肿大畸形,舌淡、苔薄白,脉涩。裴老师治以散寒通络、祛风除湿法。方用桂枝芍药知母汤合活络效灵丹。

处方:桂枝 10 克,白芍 10 克,知母 10 克,川乌 10 克(先煎 1 小时),草乌 10 克(先煎 1 小时),麻黄 6 克,防风 12 克,白术 10 克,干姜 6 克,甘草 6 克,大枣 4 枚,丹参 15 克,当归 10 克,制乳香 3 克,制没药 3 克,桑枝 20 克。

服上方 20 剂后疼痛及屈伸不利有所减轻,又加细辛 20 克(先煎 1 小时),川乌、草乌用量加至 15 克(先煎 1 小时)。又服 30 余剂,诸证消失。(薛文翰,苗春兰 2000 年第 3 期《天津中医》)

【诊疗心法要点】验案 1 应用桂枝芍药知母汤加人参白虎汤,方中桂枝、麻黄为君药,温散寒湿。桂枝辛温,调和营卫,透达经络;麻黄辛温,开膝理而见阳光,阳光普照则阴霾自散,外热自除。白芍、生石膏、知母为臣药,滋阴清热,行痹和营。桑枝、威灵仙、独活、青风藤四药为佐药,祛风除湿,通络止痛。当归、红花活血化瘀,加强佐药通络止痛之功。白术、制川乌、制草乌、细辛、马钱子为使药,助阳除湿,散寒止痛。裴老师重用制川乌 15 克、制草乌 15 克、细辛 15 克,均先煎 1 小时可去其毒,但疗效不减,三药大辛大热,散寒止痛,意在"益火之源以消阴翳"。马钱子油炸去其毒性,通络散结,加强止痛之力。制川乌、制草乌、麻黄、桂枝辛热伤阴,佐以苦寒清热之知母、滋阴柔肝之白芍,二药可制辛热药伤阴耗气之弊。久病入络、关节疼痛加桃红四物汤化瘀通络;下肢困痛、湿邪阻络者加复方桑枝汤祛湿通络。诸药合用,共奏祛风散寒、温阳化湿、化瘀通络、标本兼治之功。配合药渣热敷或熏洗,增加局部血流灌注,产生热效应和加强药力之用。验案 2 中在重用川乌、草乌时,裴老师认为麻黄、桂枝为必用之药,二药相济,具"开膝理而见阳光"之大效,阳光普照则寒凝自散。但川乌、草乌、麻黄、桂枝大热大辛,耗散阴津,宜以知母滋之,白芍敛之,《金匮要略》桂枝芍药知母汤深寓此意。裴老师以此为治类风湿性关节炎首选方药,且在桂枝芍药知母汤中改附子为川乌、草乌,用量偏大,多在 10~20 克,此为裴老师治疗类风湿性关节炎之特色。

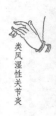

刘祖贻验案 2 则

验案 1

刘某,男,51 岁,2008 年 10 月 9 日初诊。患者手指、腕关节肿痛 3 年余。患者自毕业后分配至林场工作,环境潮湿。3 年前起,出现手指、腕关节疼痛,始则痛处游走,久而手指、腕、肘关节肿痛,甚而僵硬变形。某医院诊断为类风湿性关节炎,多方治疗未效。就诊时症见:手指、腕、肘多个关节肿大畸形,肿胀热痛,有晨僵;舌紫暗、苔白黄,脉沉滑。辨证:湿热毒邪痹阻筋骨。治法:清解湿毒,蠲痹止痛。方以五藤蠲痹饮加减。

处方:忍冬藤 30 克,络石藤 30 克,秦艽 10 克,豨莶草 10 克,青风藤 30 克,威灵仙 30 克,水桑枝 15 克,露蜂房 10 克,全蝎 10 克,川芎 10 克。每日 1 剂,水煎,分 2 次服。

2008 年 10 月 23 日二诊:手指、腕关节肿胀、热痛减,晨僵亦缓。上方去水桑枝,加乌梢蛇 15 克。

2008 年 11 月 7 日三诊:手指、腕关节肿胀、热痛明显缓解,晨僵已无。因其痛已久,故加化瘀之品。

处方:忍冬藤 30 克,络石藤 30 克,青风藤 30 克,鸡血藤 30 克,威灵仙 30 克,乌梢蛇 15 克,全蝎 10 克,制乳香 10 克,制没药 10 克,川芎 10 克。

2008 年 12 月 21 日四诊:关节痛已除,手指、腕关节屈伸已利。上方加黄芪 15 克、当归 10 克以补益气血。后以此方调理半年余,关节痛未再发。

验案 2

胡某,女,42 岁,2000 年 3 月 11 日初诊。患者出现手指、腕关节痛伴晨僵 8 年。患者于 8 年前出现手指、腕关节痛,并有晨僵,按"风湿关节痛"治疗无效,某医院诊断为类风湿性关节炎,治疗效果亦不显,故于刘老师门诊治疗。服中药后关节疼痛几无,后因女儿准备高考,遂辍治疗。其后又出现指、腕多个关肿痛、晨僵,仍未来诊,至女儿读大学后始来就诊。刻下症见:手指、腕多个关节肿痛、变形,关节疼痛于天气变化时明显,右腕关节外侧有黄豆大小结节,肘、肩、膝关节亦有疼痛、晨僵;舌暗、苔薄,脉细滑。辨证:湿毒留注筋脉。治法:清利湿毒。方选五藤蠲痹饮加减。

处方:忍冬藤 30 克,络石藤 30 克,秦艽 10 克,青风藤 30 克,威灵仙 30 克,寻骨风 10 克,全蝎 10 克,乌梢蛇 15 克,水桑枝 15 克。每日 1 剂,水煎,分 2 次服。

2000 年 3 月 25 日二诊:关节痛、晨僵均减轻,舌苔已转白。因久病必虚,故加扶正之品。

处方:忍冬藤 30 克,络石藤 30 克,青风藤 30 克,威灵仙 30 克,全蝎 10 克,乌梢蛇 15 克,鸡血藤 15 克,淫羊藿 15 克,川芎 10 克。

2000 年 4 月 10 日三诊:服上方效果不显,关节痛似有加重。仍以清利湿热为主,去扶正之品。

处方:忍冬藤 30 克,络石藤 30 克,秦艽 10 克,豨莶草 10 克,青风藤 30 克,威灵仙 30 克,全蝎 10 克,乌梢蛇 15 克,水桑枝 30 克。

2000 年 4 月 24 日四诊:关节肿痛大减,晨僵亦轻;但胃脘不适,有灼热感。上方加浙贝母 10 克、白芍 10 克、甘草 7 克。

2000 年 5 月 8 日五诊:关节痛已不明显。效不更方,上方续服 1 个月。

2000 年 6 月 8 日六诊:关节已不痛,右腕结节略缩小,胃脘无灼热感,时感心悸;脉结。

处方:忍冬藤 30 克,络石藤 30 克,青风藤 30 克,威灵仙 30 克,鸡血藤 30 克,仙鹤草 30 克,苦参 15 克,全蝎 10 克,乌梢蛇 15 克,露蜂房 10 克,浙贝母 10 克,甘草 10 克。

2000 年 6 月 24 日七诊:心悸止,天气变化时关节稍痛。久病必瘀,上方加活血化瘀通络之品。

处方:忍冬藤 30 克,络石藤 30 克,青风藤 30 克,鸡血藤 30 克,仙鹤草 30 克,全蝎 10 克,乌梢蛇 15 克,制乳香 10 克,制没药 10 克,土鳖虫 10 克,浙贝母 10 克,甘草 10 克。

2000 年 7 月 8 日八诊:关节痛未发,关节屈伸亦利,右腕关节结节已消失。仍以上方出入治疗,以巩固疗效。

【诊疗心法要点】验案 1 为类风湿性关节炎典型案例。因其为热痹,故选清通之品如忍冬藤、络石藤、豨莶草等清解热痹,入川芎活血化瘀而止痛。二诊时,更入乌梢蛇,加强止痛祛风湿之力;三诊时关节诸证缓解,遂去秦艽、豨莶草,入鸡血藤以加强养血荣络之力,更入制乳香、制没药通络止痛为治。因诸祛湿通络之治,至四诊时,关节肿痛已消失,但仍须巩固疗效,守通泄之法;复因邪气久停筋脉,营卫已伤,故入黄芪、当归益气补血,扶正以助祛邪。验案 2 刘老师认为,临床辨证时除注意关节局部表现及病因外,还当注重查舌脉,尤以舌象为要。本病以湿热型为多见,一般若舌象无寒湿之征,多可辨为此证。以关节疼痛、肿胀为主要表现,虽无关节发热感,但舌红、苔黄、脉细滑均提示为热证,故以利湿清热通痹为法。药中用忍冬藤、络石藤清利筋脉湿毒,青风藤、威灵仙、寻骨风祛湿通络且止痛,并加全蝎、乌梢蛇加强祛风通络之力,水桑枝引药上入手臂。二诊关节痛等症减轻,因考虑患者久病必伤肾,拟稍温肾养血,以助脾阳散清之力,故去寻骨风、桑枝,入鸡血藤、淫羊藿、川芎。三诊时患者症状不减而反加,故仍用首诊方,将寻骨风改为豨莶草,加强清、通之力。四诊时关节肿痛等症状得到明显缓解。此后,仍守此方出入。因患者素有胃痛、心悸之疾,故四诊加入浙贝母、白芍、甘草以护胃缓急止痛。于六诊时入仙鹤草、苦参以宁心定悸,但仍以通络为主要治法。如此调治近 3 个月,患者关节疼痛完全消失,且类风湿结节亦消失,疗效显著。但本病多缠结难瘥,故仍守法为治,以巩固疗效。(刘芳,罗星,向茗 2014 年第 4 期《上海中医药杂志》)

段富津验案 1 则

验案

赵某,男,66 岁。患类风湿性关节炎 1 年,现两肩关节痛,两膝关节肿痛,两手晨起僵硬,屈伸不利,畏寒肢冷,舌质紫暗,脉沉弦而缓。证属寒滞经脉,瘀血阻滞。治宜温经散寒,活血通络舒筋。

处方:桂枝 15 克,附子 15 克,白术 15 克,木瓜 15 克,秦艽 15 克,制川乌 5 克,红花 15 克,五灵脂 15 克,没药 15 克,地龙 15 克,威灵仙 15 克,炙甘草 15 克,姜黄 15 克,淫羊藿 10 克。

二诊:患者服上方 7 剂,两肩及两膝关节疼痛有所缓解,舌质紫。继以温经散寒、活血通络舒筋之法治之。上方制川乌加重为 10 克,另加桃仁 15 克,以增其散寒止痛、活血通络之力。

三诊:服上方后,疼痛大减,现时而膝作痛,屈伸不利,两肩略木,已不痛,舌质略暗,脉弦缓。上方去附子,加海桐皮 15 克。

四诊:服上方 7 剂,诸证好转,唯下蹲困难,舌质仍暗,继以上方去海桐皮、姜黄,加当归 20 克。

末诊:患者服上方 7 剂,诸证明显好转,继以此方增损,调理月余而症状消失。

【诊疗心法要点】本案近于"顽痹""历节病",此证多因素体正气亏虚,复感风寒湿之邪,或痹证日久,损伤肝肾,筋骨失养。本病病程较长,易反复发作,治疗时非单一的祛寒所能奏效,必须活血化瘀通络,使寒凝得散,瘀血得除,气血周流,经络得以宣通。因此,治疗时祛寒与活血并重,常用附子、桂枝、制川乌以温经逐寒,其中桂枝性温味辛,亦可温通经络,通痹而利关节;红花、五灵脂、没药、姜黄活血化瘀止痛;地龙、木瓜、威灵仙通络舒筋;秦艽祛风湿舒筋;炙甘草缓筋脉肌肉之拘急。淫羊藿可补肾壮阳,祛风除湿,合上药以增强其散寒止痛之力。四诊时,诸证好转,又增养血活血之品以扶正,巩固疗效。(毕珺辉,李胜志,段凤丽 2011 年第 7 期《辽宁中医

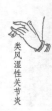

唐祖宣验案 1 则

验案

吕某,男,36 岁,1994 年 10 月 18 日诊治。两手关节对称性肿胀、强直、疼痛已 4 年余。多处求治,均确诊为类风湿性关节炎,久治无效,疼痛日渐加重,屈伸不利,不能工作,住我院治疗。初投燥湿祛风之剂无效,后改用清热化湿之品合并西药激素类药物,病情时轻时重,停用激素病情如故。历数前服之剂,处方几经变化,病情仍无转机,于 10 月 18 日查房,症见:面色青黑,痛苦病容,舌质淡、苔白腻,四肢关节强直,肿胀疼痛,两手尤甚,得热痛减,遇寒加重,天阴疼痛更剧,脉沉细。此为风寒湿之邪流注经络,治当温阳散寒,祛风除湿。张仲景《金匮要略》中说:"诸肢节疼痛,身体魁羸,脚肿如脱,头眩短气,温温欲吐,桂枝芍药知母汤主之。"试投桂枝芍药知母汤,以观动静。

处方:桂枝、白芍、知母各 18 克,防风、苍术、黄柏、炮附子各 15 克,麻黄、甘草各 9 克,白术、生姜各 12 克,薏苡仁、黄芪各 30 克。

上方服 4 剂后,疼痛减轻,病有转机,守前方继服 48 剂,疼痛消失,关节屈伸自如,肿胀消除,临床治愈出院,随访 5 年未复发。

【诊疗心法要点】风寒湿之邪侵袭,流注关节经络,气血运行不畅,故关节拘急疼痛。本方温阳散寒,祛风除湿,方中加用苍术、黄柏、薏苡仁加强除湿之力,黄芪尤有妙用,既能助桂枝通阳化气,又能配炮附子温阳固表,寒重于湿,应加大桂枝、炮附子用量。全方共奏温阳散寒、祛风除湿之功。（唐文生,丁卡,薛鹏飞,等 2009 年第 8 期《世界中西医结合杂志》）

周信有验案 1 则

验案

刁某,女,61 岁,1990 年 6 月 17 日初诊。自诉患类风湿性关节炎 10 余年。每因劳累或遇寒冷后均可诱发,每次发作后服中药数剂可缓解。2 个月前,因不慎感邪,诸证又起。全身关节疼痛,腰部和两膝关节处尤甚,活动受限。夜寐时辗转反侧,腿脚无处放,影响睡眠。伴畏寒、乏力、纳差。曾在其他医院服中药 10 余剂,无明显效果。观其处方,主要以芪桂五物汤加祛风散寒、散寒止痛之品。检查:年老体弱,形体消瘦,背部微驼。两指关节均有变形,屈伸不利,且有压痛。脉沉细,苔薄白、质淡。

处方:桂枝 9 克,黄芪 20 克,当归 9 克,丹参 20 克,鸡血藤 20 克,延胡索 20 克,制附片 9 克,桑枝 9 克,羌活 9 克,独活 9 克,细辛 4 克,党参 20 克,炒白术 20 克,川续断 20 克,巴戟天 20 克,熟地黄 9 克,全蝎 10 克。水煎服,连服 7 剂。

1990 年 7 月 24 日二诊:诉服药后,诸证较前好转。关节痛、腰痛均减轻,夜寐能安。纳食较差,原方加砂仁、焦山楂、焦麦芽、焦神曲各 9 克,继服 7 剂。

1990 年 8 月 1 日三诊:诸证明显减轻,关节粗大变形且无明显改变,但已无压痛,活动也能自如。嘱其以原方继服 1 个月,以巩固疗效。

【诊疗心法要点】根据周老师经验,临床上痹症分为两大类,一类是风、寒、湿三种外邪合而侵袭人体所致之"风寒湿痹";一类是湿热留滞关节而致之"热痹"。本例当属风寒湿痹。但由于患者病史已达 10 余年,久病伤气,气血双虚,且年事已高,肾精已亏,故临床表现为本虚标实,以本虚为主的证候特点。全关节疼痛,是由于外邪久羁,营卫气血阻滞不通。诸关节变形,乃因久病及肾,精亏骨无所充盈,骨质疏松、破坏或增生而致。腰膝酸困、畏寒乏力、纳差,皆

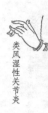

为虚羸不足之证。患者日前服芪桂五物汤虽属对证，但因疏于补肾、强筋壮骨之品，故效不明显。周老师以益气养血、补肾温阳治本为主，兼疏风祛湿、活血通络、温阳散寒止痛为原则，在芪桂五物汤益气、养血、合营基础上，重用川续断、巴戟天、熟地黄等补肾填精，以制附片助阳散寒，辛通开闭，更加全蝎搜风通络。如此，诸药配合，相辅相成，使营卫和调，气血疏通，关节通利，而终获良效。（《古今名医临证金鉴·痹证卷》）

张学文验案2则

验案1

张某，女，60岁，1992年8月7日初诊。全身关节疼痛10余年，近2年加重。现关节冷痛有变形，遇寒加重，伴胸闷心慌，气短乏力，口干呕心，纳差，小便黄，大便稀。既往有萎缩性胃炎史，近来心脏亦不好，怀疑有冠心病。舌质红，苔黄，脉沉弱无力。辨证为：气虚血瘀，风寒湿痹，心肾两亏。治法：补气通络，祛风散寒除湿，补心益肾。方用补阳还五汤加减。

处方：炙黄芪30克，当归12克，川芎10克，赤芍10克，桃仁10克，红花6克，地龙10克，独活10克，细辛3克，桂枝10克，夜交藤30克，炒酸枣仁15克，淫羊藿12克，生山楂15克，三七粉8克（冲服）6剂，每日1剂，水煎服。

1992年8月20日二诊：患者诉服上方甚效，诸证减轻，唯有时胸闷，继用上方去地龙，加栝楼10克、薤白10克。

1992年9月1日三诊诸证大减，自认为服此方效果显著，遂用此方制成丸剂长服。1年后随访，诸证皆除。

验案2

李某，女，59岁，1993年3月27日初诊。全身关节疼痛4年多，疼痛有游走性，曾四处求医，服药甚多而效不显。初诊：全身关节酸痛,阴雨天加重,颈部、背部、肘部等无处不痛,头晕,眼干涩,乏力,咽喉干痛,动则气喘,纳食尚可,二便调,舌暗淡、舌下脉络迂曲、舌边有溃疡、苔白少津,脉沉细。曾在某医院检测类风湿因子(+),血沉增快。辨证:风湿痹证,肝肾不足,风寒湿侵袭,痰阻血瘀。治法:祛风除湿,补益肝肾,活血通络。以羌活胜湿汤加减。

处方:羌活6克,独活10克,豨莶草30克,细辛3克,五加皮10克,川牛膝12克,桑寄生15克,杜仲12克,丹参12克,川芎10克,生山楂15克,甘草6克。水煎服。

1993年6月26日复诊:上方曾连服2月多,自觉诸证减轻,尤其关节酸痛减轻,自觉四肢有力,余症如前。患者素体阴虚,又患有糖尿病,故继用上方去羌活,加威灵仙10克、山药30克、制乳香10克。

半年后偶遇随访,言上方断续服用达3个月,关节已不疼痛,遇阴雨天偶有酸困,能干家务活。

【诊疗心法要点】验案1此患者长期患风湿痹证,正气大虚,血脉不利,风湿仍在,又加胸中阳气不振,久病必及于肾。古方独活寄生汤中仿八珍汤合补肝肾之品扶正祛邪,该案久病气虚络阻,经脉不利,加之风湿痹阻,虚实夹杂,正虚络阻尤重,故取补阳还五汤之意,重用炙黄芪补气以通络,以补为通,不伤正气;用桃仁、红花、当归、川芎、赤芍、三七粉、生山楂养血活血,化瘀通络;用独活、细辛、桂枝、淫羊藿祛风湿止痹痛;炒酸枣仁、夜交藤养心安神。所以全方攻补兼施,气血兼顾,心肾同治,久用收效显著。验案2患者病程虽长,而关节尚未变形,属正邪相争之际。方中用羌活、独活、豨莶草、细辛祛风湿止痹痛;桑寄生、杜仲、五加皮补肝肾强腰膝;川牛膝、丹参、川芎、生山楂活血通络。由于患者年岁较大,祛风湿药物均选性情平和之品以免伤正,补肝肾之品补而不燥,故可久服而收功。

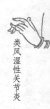

裘沛然验案 1 则

验案

周某,女,59 岁,2002 年 7 月 17 日初诊。四肢关节酸痛肿胀年余,近日加重。西医诊为类风湿性关节炎,血清 C 反应蛋白测定值为 31 毫克/升(正常值＜10 毫克/升)。曾服多种西药,疗效不佳。现四肢关节酸痛肿胀,麻木,肩关节略有疼痛,时发潮热,皮肤暗,胃纳尚可,大便不实,日行 1 次。舌苔薄白、质暗淡,脉濡。辨证为风湿痹阻经络,拟祛风除湿,温经通络。

处方:黄芪 30 克,白芷 15 克,秦艽 18 克,当归 18 克,川芎 15 克,细辛 9 克,天仙藤 12 克,苍术 15 克,黄连 6 克,黄柏 12 克,焦山楂 12 克,焦神曲 12 克,茯苓 12 克。14 剂。

2002 年 7 月 31 日二诊:药后骨节酸痛改善,手指肿胀好转,后因发热自行停药,现关节疼痛呈游走性,遇冷水则肿,发热至今未退,发热自清晨开始,范围在 37.2～38.7℃,入夜后始退,伴咽痛、咳嗽、鼻塞、流涕。舌苔薄白而腻、质稍暗,脉濡滑。

处方:制川乌 12 克,桂枝 15 克,羌活 18 克,秦艽 18 克,黄连 9 克,黄柏 12 克,细辛 9 克,当归 18 克,延胡索 24 克,天仙藤 18 克,川芎 15 克,生地 30 克,青风藤 15 克。8 剂。

2002 年 8 月 28 日三诊:药后右髋关节疼痛较甚,感冒已愈,过劳则手指关节疼痛肿胀。舌苔淡白稍腻,脉濡细。方拟九味羌活汤加减。

处方:羌活 18 克,独活 18 克,桑寄生 15 克,秦艽 18 克,防风 15 克,防己 15 克,细辛 12 克,当归 18 克,川芎 15 克,生地黄 30 克,赤芍 15 克,白芍 15 克,桂枝 18 克,茯苓 12 克,厚朴 15 克,怀牛膝 15 克,党参 18 克,制川乌 15 克,炙甘草 15 克。14 剂。

服上药后,右髋关节酸痛基本消失,天气变化时偶有不适,精神较佳,唯手指关节遇冷则不适,舌脉同前。继以上方调治。

患者经裘老师以祛风除湿、温经通络方法治疗 4 年,效果较好,其间虽有反复,但发作次数越来越少,疼痛程度渐渐减轻。2003 年复查 C 反应蛋白值降为 8 毫克/升,以后一直稳定。

　　【诊疗心法要点】类风湿性关节炎属于中医"痹证"范畴,其病或虚或实,或虚实兼杂,治疗十分棘手。裘老师祛风除湿,温经通络的同时重视养护气血,方中每以四物汤为底方,或兼用黄芪,或用党参、茯苓,或用焦山楂、焦神曲等。

强直性脊柱炎

朱良春验案 2 则

验案 1

潘某,男,32 岁,工人。腰脊、髋关节疼痛 7 年余,曾在某医院 X 线摄片诊断为骶髋关节炎。长期服用泼尼松、吲哚美辛等药物,导致两度上消化道出血,遂于 1987 年 2 月来我院诊治。患者形体消瘦,颈强屈伸欠利,腰部晨僵明显,髋关节疼痛,翻身、弯腰、下蹲、抬步等活动受限,下肢不温,舌苔薄白,脉细弦。肾督阳虚,络脉痹闭。治宜温肾壮督,蠲痹通络。

处方:生熟地黄 20 克,鹿角片 10 克,淫羊藿 15 克,肉苁蓉 10 克,鹿衔草 15 克,全当归 10 克,炙露蜂房 10 克,乌梢蛇 10 克,蜣螂虫 10 克,补骨脂 10 克,甘草 6 克。30 剂。

二诊:药后腰髋关节疼痛、僵硬感均有改善,吲哚美辛由 4 片/日减至 2 片/日,脉苔同前。原法续治之。

处方:原方加炙全蝎末(分吞)3 克,骨碎补 10 克。30 剂。

三诊:关节疼痛、晨僵明显好转,消炎痛 1 片/日,下肢已无冷感,舌苔薄,脉弦细,此阳气渐复之征。治宜益肾壮督。

处方:生地黄 20 克,熟地黄 20 克,全当归 10 克,鹿角片 10 克,淫羊藿 15 克,鹿衔草 15 克,骨碎补 10 克,肉苁蓉 10 克,炙露蜂房 10 克,乌梢蛇 10 克,土鳖虫 10 克,狗脊 10 克,甘草 6 克。

四诊:上药连服 60 剂,疼痛、僵硬感尽瘥,活动自如,并能骑自行车、打羽毛球,吲哚美辛撤除。半月前已上班工作,要求继续服药巩固。

处方:益肾蠲痹丸 8 克,每日 2 次。

1989年6月追访,病情稳定,坚持正常上班。

【诊疗心法要点】强直性脊柱炎属中医"骨痹""肾痹"之范畴。好发于青壮年,以男性居多,有阳性家族史。其晚期症状与《素问·痹论》中记载的"尻以代踵,脊以代头"很相似。腰为肾之府,肾主骨,督脉循行脊柱,督统一身阳脉。本病与肾督关系密切,至于其病理机制与治法,朱师尝谓:"凡此类病症,往往阳气先虚,卫外失固,病邪乘虚而入。更兼之肾气匮乏,督脉阳虚,精血不足,筋骨失充,遂成骨痹。亟宜益肾填精,温壮督脉,蠲痹通络。"朱老师恒用补养肾督的药物,往往屡收奇效。(蒋熙,朱琬华1990年第4期《中医药研究》)

验案2

张某,男,27岁,2009年6月29日初诊。患者因腰背部疼痛反复6年余就诊。曾在外院查X线示:两侧骶髂关节面模糊毛糙,骨质破坏,两髋关节间隙未见明显狭窄,关节面光整,关节在位,各腰椎椎体呈轻度竹节样改变,小关节模糊,各椎体密度均匀,椎间隙未见明显狭窄,生理曲度可。提示:骶髂关节及腰椎改变,符合强直性脊柱炎表现。肌酶谱正常。C反应蛋白51.39毫克/升,抗链球菌溶血素O 361单位/毫升,血沉56毫米/小时,均偏高,类风湿因子(-),人体白细胞抗原(+)。因惧怕西药的副作用,未曾服免疫抑制剂及消炎镇痛药。6年来腰骶部及颈部反复疼痛,腰部晨僵明显,弯腰,下蹲均受限,下肢怯冷,乏力,舌苔薄,脉细。西医诊断:强直性脊柱炎。中医诊断:骨痹。辨证属肾督亏虚,络脉痹阻。治拟益肾壮督,蠲痹通络。

处方:穿山龙50克,全当归10克,淫羊藿15克,生地黄15克,熟地黄15克,露蜂房10克,土鳖虫10克,补骨脂30克,骨碎补30克,鹿角片10克,制天南星30克,徐长卿15克,甘草6克。28剂,常法煎服。另:益肾蠲痹丸8克,每日3次。

2009年7月27日二诊:服药后腰背部疼痛较前减轻,腰部仍有晨僵感,活动欠利,苔脉同前。原法继进:将制天南星改为35克,继

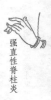

服 28 剂。益肾蠲痹丸继服。

2009 年 8 月 24 日三诊:腰背部疼痛明显好转,唯阴雨天气仍感腰部不适,晨僵改善,偶感嗳气、泛酸,二便调,舌苔薄,脉细弦。前法出入,酌加制酸和胃之品。

处方:穿山龙 50 克,生地黄 15 克,熟地黄 15 克,淫羊藿 15 克,补骨脂 30 克,露蜂房 10 克,土鳖虫 10 克,乌梢蛇 10 克,鸡血藤 30 克,制天南星 40 克,煅瓦楞子 20 克,木蝴蝶 8 克,甘草 6 克。28 剂。益肾蠲痹丸继服。

2009 年 9 月 21 日四诊:经治疗腰背疼痛已不著,弯腰、转侧等活动基本不受限制,无晨僵,下肢怯冷已愈,无嗳气、泛酸,舌苔薄,脉细。继予原方损益。

处方:穿山龙 50 克,全当归 10 克,淫羊藿 15 克,鸡血藤 30 克,露蜂房 10 克,乌梢蛇 10 克,制天南星 30 克,鹿角片 10 克,徐长卿 15 克,甘草 6 克。28 剂。益肾蠲痹丸继服。

2009 年 10 月 19 日五诊:服药后症情稳定,腰背疼痛完全改善,活动自如,舌苔根腻,脉细。继予原方加熟地黄 15 克续服。益肾蠲痹丸继服。

2010 年 1 月 11 日六诊:上药服用 30 剂后已停服,目前长期服用益肾蠲痹丸以巩固。

【诊疗心法要点】根据患病的内外因素,应确立益肾壮督治其本,蠲痹通络治其标的治疗大法。在本例患者的治疗上,选用三组药对:穿山龙与全当归,可益气养血、祛风除湿、活血通络,调整机体免疫功能,改善疼痛等主要症状;露蜂房与土鳖虫相伍,祛风搜剔作用更强,又兼活血通络,更能益肾壮督,为顽痹所常用;补骨脂与骨碎补,相伍生地黄、熟地黄、淫羊藿、鹿角片等大队壮腰补肾之品,以延缓关节软骨退变,抑制新骨增生,且能巩固疗效,防止复发。久痛多瘀、多痰,凡顽痹久治乏效,必须采用搜剔深入经隧骨骱之品,而制天南星功擅燥湿化痰,祛风定惊,消肿散结,尤善治骨痛,用之可使痰去瘀消,有明显的镇痛、镇静之效。一诊后患者腰背疼痛明显改善,效不更方,仅将制天南星增至 35 克。三诊患者症状进一步改善,加用乌梢蛇,《本草分经》谓其能"内走脏腑,外彻皮肤,透骨搜风……"有镇痛、抗炎作用。鸡血藤行血养血,舒筋活络。因患者伴见嗳气、泛酸,故加用煅瓦楞子、木蝴蝶以制酸和胃。患者五诊后病情基本平稳,再予原药继续巩固以善其后。纵观患者的诊治过程,补益肝肾是贯穿疾病始终的治法,因强直性脊柱炎属本虚标实之证,除挟有风寒湿邪外,尚有虚劳表现,尤其肾虚症状明显,故加用了大量补肾壮督之药。(李靖 2012 年第 10 期《江苏中医药》)

周仲瑛验案 1 则

验案

于某,男,30 岁,2005 年 9 月 22 日初诊。2005 年年初开始出现腰脊疼痛,腰椎摄片诊断为强直性脊柱炎。X 线片示:右侧骶髂关节炎Ⅱ级,双侧骶髂关节髂骨面轻度骨质化。痛在腰骶右侧,连及臀下,痛处下坠,天寒加重。舌质红、舌苔黄腻,脉细。证属寒湿痹阻,久郁化热。治宜散寒除湿,清利湿热,活血通络。

处方:制川乌 9 克,制草乌 9 克,细辛 4 克,熟大黄 5 克,桃仁 10克,土鳖虫 6 克,炙全蝎 5 克,制天南星 10 克,骨碎补 10 克,千年健15 克,萆薢 15 克,川牛膝 12 克,汉防己 12 克,炒苍术 6 克,黄柏 6克。7 剂,每日 1 剂,常法煎服。

2005 年 9 月 30 日二诊:腰骶痛感略减轻,右侧为重,臀下疼痛不麻,怕冷好转。舌质红、苔黄,脉细滑。药后既效,原意进退。9月 23 日方加炒延胡索 15 克,改制川乌 10 克、制草乌 10 克。

2005 年 10 月 14 日至 12 月 16 日期间,患者右侧腰骶疼痛、酸楚减轻,阴雨天加重,久坐不舒,舌质红、苔黄腻,脉细滑。辨证仍属寒湿痹阻、久郁化热,治守原意。9 月 30 日方加续断 20 克、狗脊 15克、独活 10 克、淫羊藿 10 克、巴戟天 10 克,改炒苍术 10 克、黄柏 10克。

【诊疗心法要点】本案青年仅 30 岁,腰骶疼痛,下坠酸楚,遇阴雨天加重,怕冷为主,证属寒湿瘀阻,久郁化热。寒性收引,湿性黏腻重浊,寒湿之邪痹阻,气机阻滞,不通则痛。寒湿痹阻经脉,血行不畅,日久致瘀,郁久化热,而有舌苔黄腻、舌质红之象。治以散寒除湿,清利湿热,活血化瘀通络为法。周老师仿大乌头煎、抵挡汤、三妙散之义加减以制川乌、制草乌并用,散寒止痛,合用细辛,加强温通祛寒之功;熟大黄、桃仁、土鳖虫宗《金匮要略》抵挡汤之意,攻逐瘀血;因舌红、苔黄腻,故用小量黄柏、炒苍术、川牛膝清热利湿除痹;制天南星祛风化痰通络;骨碎补、千年健强壮腰膝。药后腰脊疼痛缓解,但持续酸楚不适,遇阴雨天加重,系肝肾下虚,腰府失养,筋骨不健之故,加续断、狗脊、淫羊藿、巴戟天等平补肝肾,强壮腰膝,并加大制川乌、制草乌用量。先后治疗3月余,腰痛诸证减轻。(《周仲瑛医案棠析》)

张镜人验案1则

验案

张某,男,19岁。强直性脊柱炎5年,颈部及腰椎僵直,活动后臀部及胸部酸痛不适,颈部转侧不利,抬腿动作可,外展髋关节受限,胃纳尚可,夜寐欠安,舌苔薄腻,脉濡细。证属肝肾不足,筋骨失养,督脉亏虚。治拟养肝益肾。

处方:炒熟地黄10克,山茱萸10克,怀山药10克,补骨脂10克,炒川续断15克,杜仲15克,桑寄生15克,怀牛膝30克,巴戟肉10克,淫羊藿10克,炒桑枝15克,葛根5克,伸筋草15克,制黄精10克,灵芝草10克,香谷芽12克,功劳叶10克。

服用该药1个月后,诸证均见轻减,嘱患者可服用该方数月,再行更方以观察疗效。

【诊疗心法要点】本病属于中医的骨痹之类,古人称之为龟背风、历节风。早期表现为腰脊骶髂关节或臀部疼痛明显,随之可感脊柱、颈部僵痛,后期则脊柱僵硬,胸脊弯曲不能伸直。张老师认

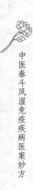

为,其与肝肾不足、筋骨失养、肾督虚亏有关,方中用补骨脂、炒川续断、杜仲、桑寄生、怀牛膝、淫羊藿等大量补益肝肾之品。(张蓓莉2002年第2期《辽宁中医杂志》)

张琪验案2则

验案1

王某,男,21岁,2001年9月29日初诊。腰骶部痛,坐2小时以上即疼痛难以忍受,经某医院放射线摄片,确诊强直性脊柱炎,转来中医门诊求治,患者体质消瘦,自述腰骶部痛,僵硬不久坐,颈部亦僵,活动受限,舌紫少苔,脉滑。辨证为肝肾素虚,血络瘀阻。宜补肝肾,强筋骨,活络化瘀法治疗。

处方:丹参20克,当归20克,熟地黄20克,狗脊20克,山茱萸20克,桑寄生20克,乳香10克,没药10克,全蝎10克,土鳖虫10克,炙川乌10克,赤芍20克,桃仁15克,红花15克,乌梢蛇15克,甲珠15克,地龙15克,牛膝15克,蜈蚣2条。水煎,日2次服。

服药28周,腰骶部疼痛、僵硬明显减轻,可以连续坐4~5小时,仍觉颈部僵硬不适,舌紫、苔白,脉象较前有力,加生姜15克、杜仲15克、巴戟天15克、天花粉15克,水煎,日2次服。患者先后服药120剂,腰骶部已无痛,能久坐,无不适感,颈部亦活动自如,全身有力,精神转佳,能坚持上课,从而获得近期治愈。

【诊疗心法要点】张老师认为该病病位在督脉与肝肾,病机属督脉不良,肝肾亏损,筋骨失于濡养,外为风寒湿邪侵袭,经络痹阻所致。病位在于督脉及肝肾,病机则肝肾亏耗,督脉不充,筋骨失于濡养,外为风邪侵袭。治宜补肝肾,强筋骨,活络化瘀。方中狗脊、桑寄生、牛膝可补益肝肾,丹参、乳香、没药、红花等共奏活血化瘀之功。(孙元莹,吴深涛,姜德友2007年第2期《中华中医药学刊》)

验案2

叶某,女,28岁,2002年10月9日初诊。该患者平素易患外感,于2001年8月出现腰痛,身痛,曾诊为风湿病,用肾上腺皮质激素及青霉素治疗而缓解。2002年1月腰痛加重,在某院诊为强直性脊柱炎。来诊时腰痛较重,以腰骶部疼痛为主向上窜痛,下背部疼痛僵硬,入夜痛重,伴有低热,肢体肿胀感,咽干痛,经血有块,舌有瘀点、舌质淡红、苔白厚,脉滑数。中医诊断为骨痹。辨证属于风寒湿邪外袭,顽痰湿热痹阻,深入骨骺。治以祛风除湿、清热化痰、活血通络法,尤宜虫类药透骨搜风。

处方:黄柏、苍术、天南星、防己、桂枝、威灵仙、秦艽、独活、桃仁、红花、青风藤、地龙、乌梢蛇、狗脊、地风、千年健、制川乌、薏苡仁、甘草各15克,穿山龙30克,全蝎、土鳖虫各10克。每日1剂,水煎服。

服前方21剂,腰骶部及下背部疼痛明显减轻,肢体肿胀感好转,已无低热。仍咽干痛、咽痒,偶有咳嗽,于前方加天花粉、麦冬、桔梗各20克。至11月30日期间2次复诊,共服药30剂,腰骶部及下背部疼痛已基本消失,僵硬感已不明显,唯劳累后仍有腰酸,咽痛消失,食欲及二便正常,病情已初步缓解。继以补肝肾、强筋骨、祛风通络之剂调理2周而停药,随访5个月未复发。

【诊疗心法要点】本例强直性脊柱炎,以腰骶关节疼痛为主,伴有低热,肢体肿胀感,经血有块,舌有瘀点、苔白厚,脉滑数等症,辨证属风寒湿邪外袭,顽痰湿热痹阻,深入骨骺之骨痹证,治疗以朱丹溪上中下通用痛风方祛风除湿、清热化痰、活血通络法,更用乌梢蛇、全蝎、土鳖虫、地龙等虫类药搜风开窍通络;因此病日久,肝肾亏损,督脉失养,又加入狗脊、千年健、地风等补肝肾、强筋骨,正邪兼顾以取效。(张玉梅,李淑菊,张琪2003年第4期《中医药信息)

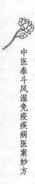

路志正验案1则

验案

王某,男,26岁,农民,2003年4月28日初诊。诉腰脊部疼痛3年,病起于田间劳作受雨淋而致。脊柱强直,后仰及左右转动受限,双臀部疼痛,行走困难。于2003年11月在北京某医院行腰椎CT检查:轻度骶髂关节炎伴骶骨端软骨硬化。血清人体白细胞抗原(+),血沉25毫米/小时,C反应蛋白(+),类风湿因子(+),抗链球菌溶血素O(-),诊断为"强直性脊柱炎"。3年来四处求医,用中西药物无数,病情仍不断加重。刻诊:腰脊部疼痛,怕冷,冒凉气,如坐凉水中,晨僵现象明显,腰髋部活动受限,伴身重乏力、畏风、多汗、大便偏稀、口不渴,纳食、睡眠尚可,舌淡红、苔白腻滑,脉沉细。证属寒湿痹阻经络。治宜散寒除湿,温经通络。方用甘姜苓术汤加味。

处方:干姜10克,茯苓15克,白术15克,炮附子8克,黄芪15克,五爪龙20克,杜仲12克,徐长卿15克,炙甘草10克。每日1剂,水煎,分2次服。

二诊:腰部寒冷好转,舌脉同前,继用上方14剂。

三诊:诸证有所减轻,大便成形,舌偏红、苔薄白微腻,脉沉细。原方去炮附子,加生地黄15克、狗脊15克,再进30剂。

四诊:腰脊臀部疼痛、寒冷感明显减轻,腰髋部活动好转,怕风、汗出已止,舌淡红、苔薄白,脉弦细。宗上方稍有出入,继进100余剂,诸证消失。嘱其增加营养,适当锻炼,避居潮湿之地,防止感受风寒。于2005年春节随访,未见反复,且能参加农业劳动。

【诊疗心法要点】《金匮要略》云:"肾著之病,其人身体重,腰中冷,如坐水中,形如水状,小便自利,饮食如故,病属下焦,身劳汗出,衣里冷湿,久久得之,腰以下冷痛,腹重如带五千钱,甘姜苓术汤主之。"腰为肾之府,劳作汗出,受冷感湿,寒湿留滞肾府,着而不去,寒湿留滞腰部,肾脉受阻,阳气不行,故见体重,腰痛胀、重着,腰冷如坐水中,口不渴等。本案依其因症,实属"肾著"之病,故选甘姜苓术汤温经散寒、健脾除湿,俾寒散湿除,阳气复行,脾气健运,水湿自化,诸证自消。加炮附子助干姜温阳散寒,黄芪、五爪龙、徐长卿健脾益气、除湿通络,杜仲强腰脊、祛风湿。药合病机,故收良效。(高社光,刘建设 2006 年第 3 期《世界中西医结合杂志》)

娄多峰验案 2 则

验案1

某女,52 岁,2009 年 3 月 2 日初诊。腰僵髋痛反复发作 10 年,加重 2 年。10 年前无明显诱因双髋出现疼痛,渐及腰僵痛,在当地静脉滴注青霉素等抗感染药物间断治疗,症状时有时无。2007 年因劳累双肩胛部出现疼痛,呼吸、活动时加重,渐颈、腰背僵痛,活动不利,左踝肿痛,在当地治疗效不明显。后口服关通舒配合美洛昔康治疗半年后,肿胀消失,后服上药至今,余症改善不明显。现症:颈、腰背僵痛,双髋及双臀区疼痛,夜间加重,翻身困难,活动后减轻,久坐、久休息加重,劳累后亦加重,时有胸前部憋胀不适,纳差,眠一般。脉弦细稍数,舌尖红、苔黄。双侧"4"字试验(+),双侧骨盆挤压、分离试验(+);腰舐部压痛。有虹膜炎病史,平素胃部不适。其弟为强直性脊柱炎患者。检查:血沉 40 毫米/小时,类风湿因子23.75 单位/毫升,抗链球菌溶血素 O 76.39 单位/毫升,C 反应蛋白 5.51 毫克/升,人体白细胞抗原(+)。X 线示双侧骶髂关节间隙欠清;腰第 3、第 4 椎体前缘及侧缘可见唇样增生。诊断:骨痹。证属肝肾亏虚。治宜滋补肝肾,通络止痛。

处方:丹参 30 克,白芍 30 克,桑寄生 30 克,川牛膝 20 克,木瓜 20 克,杜仲 15 克,生地黄 30 克,白术 30 克,川续断 15 克,黄芪 15 克,焦山楂 15 克,焦麦芽 15 克,焦神曲 15 克,甘草 9 克。30 剂,水煎服,每日 1 剂。

中成药:舒督丸,5克,每日3次;骨痹舒片,3~5片,每日3次。

2009年6月14日他人代取中成药继服。

2009年8月28日二诊:诉服上药后症状明显改善,病情稳定,无特殊不适。只服中成药以巩固疗效。

【诊疗心法要点】本案为骨痹,肝主筋,肾主骨,痹病日久,肝肾亏虚,筋骨失养。从虚、邪、瘀辨证:虚居主要,以肝肾亏虚为主;邪、瘀次之。因此治疗以桑寄生、川续断、黄芪、白术、生地黄、白芍配合中成药舒督丸、骨痹舒滋补肝肾,益气养血,强筋壮骨,扶正为主;川牛膝、木瓜、白术清利湿热以祛邪;丹参活血通络以祛瘀。全方共奏扶正为主兼祛邪化瘀,疗效显著。(李满意2010年第8期《中国当代医药》)

验案2

李某,男,11岁,学生,1992年7月3日初诊。患者右膝、髋关节疼痛,视力下降2年。高热、诸节肿痛1周。前年9月无明显原因出现身低热、视力下降,右膝、髋关节僵痛,跛行。诊为强直性脊柱炎,服壮督蠲痹类中药3个月,症状消失。未配合巩固治疗,1周前因野外露宿,次日发热38℃,汗出,全身多关节病明显,髋、膝关节尤甚。手足关节肿胀,局部灼热,口渴多饮冷,目赤,视力模糊。其父患腰脊强直。查体:腕及膝、踝关节肿胀明显,局部灼热,皮色红,关节屈伸利,下蹲受限,弯腰双手尖距地15厘米。唇红,舌质淡红、苔薄黄,脉浮数。血红蛋白100克/升,白细胞8.0×10^9/升,嗜中性粒细胞0.65,淋巴细胞0.35,血沉56毫米/小时,抗链球菌溶血素O(-),类风湿因子(-)。X线片示双侧骶髂关节边缘模糊,硬化。双髋关节间隙尚可。腰椎生理弓变直。诊断为肾痹症(强直性脊柱炎)。禀赋督虚,感受风湿热邪,邪热痹络,热在气分。治宜清热宣痹。

处方:生石膏90克,知母20克,忍冬藤30克,桂枝12克,透骨草30克,萆薢30克,薏苡仁12克,木瓜12克,龙胆草12克,厚朴12克,甘草6克。6剂,水煎服。

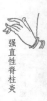

　　1992 年 7 月 13 日复诊：患者身热、目赤、口渴、关节肿痛明显减轻，血沉为 33 毫米/小时，减生石膏为 45 克，加桑寄生 30 克、地龙 20 克，继服 6 剂。

　　1992 年 7 月 18 日再诊：发热肿痛苦失，关节活动较便利，双手尖弯腰时距地 5 厘米。腰、髋尚僵痛。停汤剂，改服虎潜丸（按说明服）巩固疗效。1993 年 6 月 14 日追访，患者停药近半年，病未作，视力恢复正常，已从事正常生活学习。

　　【诊疗心法要点】强直性脊柱炎并发眼结膜炎和虹膜炎的发病率可达 25％。病程越长，发生虹膜炎的机会越多。该病以督脉循经部位为病变重点，督脉注入目。由于督脉邪热偏胜，循经灼目；或督脉亏虚，阳气阴精不达于目，皆可引起目疾。临床曾遇数人，因此而失明。所以治疗强直性脊柱炎，应时刻注意清肝明目，或滋水明目。若该病湿热证突出者注意加龙胆草；风热胜加菊花；肝肾阴虚加枸杞子等。（冯喜如，秦克枫，娄玉铃 1999 年第 4 期《中医正骨》）

孔光一验案 1 则

验案

　　某女，31 岁，2007 年 7 月 17 日初诊。患者强直性脊柱炎 19 年，时值月经将至，两乳胀痛，腰背疼痛难直，便稀，目红，左脉弦，苔薄黄而少。曾查血沉 72 毫米/小时。孔老认为，月经将行，气血郁滞于肝经冲脉，应以调经和血为先，经行后再通络治痹，故治以疏肝健脾、养血通络、理气调经为法。

　　处方：白术 10 克，白芍 10 克，赤芍 10 克，柴胡 10 克，茯苓 15 克，当归 10 克，川芎 6 克，半夏 10 克，黄芩 10 克，陈皮 6 克，青皮 6 克，川续断 10 克，甘草 5 克，干姜 4 克，肉桂 4 克。7 剂，水煎服，每日 2 次。

　　患者自述服 2 剂汤药后，月经行有块，色红量多，且月经行第 2

天后腰背疼痛缓解。

二诊:患者仍腰腿凉,无汗,带多,尿热,脉弦,苔薄;证属脾肾阳虚,湿热蕴阻经脉,治宜健脾温肾,清热利湿,温经通络。

处方:苍术10克,黄柏15克,怀牛膝10克,生薏苡仁20克,半夏10克,黄芩10克,白术10克,川续断10克,甘草5克,麦冬30克,青皮6克,陈皮6克,赤芍10克,白芍10克,肉桂4克,干姜3克,党参6克,狗脊20克,杜仲10克。14剂。

该方着重养血扶助脾肾。根据清代医家叶天士提出的"新邪宜速散,宿邪宜缓攻,虚人久痹宜养肝肾气血",其后每次月经前后调整方剂,连续服用6个月。2008年1月查血沉33毫米/小时,四肢怕冷症状减轻,月经后脊柱疼痛减轻,活动度增加。继续按上述治法服药1年半后,诸证减轻,肢体关节活动较前灵活,2009年2月查血沉25毫米/小时。

【诊疗心法要点】孔老师指出,妇人强直性脊柱炎的治疗一定要考虑经带胎产对气血的影响。妇女以血为本,每月经水的通行与人体气血运行关系密切,正常月经有赖于冲任气血之充盈和任脉通畅,且冲任二脉隶属于肝,故肝之藏血和疏泄功能正常是月经正常的基础,同时肝的疏泄功能和肝主筋脉的功能,也是三焦气血通利、进而濡养筋骨肌腠功能的保障,而很多强直性脊柱炎女性患者在经行初期往往腰骶疼痛加重,因此经行情况与女性患者的病情及演变有密切关系。孔老师在临床上除清利胆与三焦湿热外,对于女性患者分别于月经前后使用养血通络与温经通络之法。其中月经前使用疏肝养血通络之法,以保障经血通利,既不会经行过多,耗伤阴血,又不会经行不畅留瘀而阻碍三焦气血的循行,常用逍遥散加减。于月经后着重温经通络,加强清热利湿,因经后气血较条畅是祛邪的大好时机,故用二妙散加味,如《丹溪心法》中所云:"治筋骨疼痛因湿热者取二妙之用意。苍术得黄柏,二苦相合,燥湿之力大增,黄柏得苍术,清热而不伤阳,二药相配伍,相使相制,清热燥湿。"同时常加入肉桂、干姜、怀牛膝、杜仲、川续断等既可温肾助阳、壮骨强筋止痹痛,又可温经活血。(赵岩松,陈嘉萍,许镫尹,等2010年第1

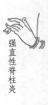
期《北京中医药》)

李文瑞验案 1 则

验案

杜某,男,71 岁。朋友介绍来诊,已确诊为强直性脊柱炎 5 年。曾住某医院,主以柳氨磺吡啶和甲氨蝶呤交替服用,用此两种药物已久,已出现肝功异常,谷丙转氨酶 90 单位/升,谷氨酰转肽酶 150 单位/升,且有胃肠功能不调,纳后呃逆,大便时干时溏,已停服 2 个月。停药后,入夜周身骨节痛时,临时服吡氧噻嗪可缓解。初诊:患者被推车推进诊室,体瘦弱,面色萎黄,语言低微,纳乏味,大便难,每日必加开塞露,小溲清长,全身恶寒,四末冷如冰,骶髂关节纤维化,站立、生活行动不能自理,小腿肌肉萎缩,皮肤干燥不华。舌质淡、苔薄白,脉细弦。证属肾虚督寒,血脉瘀阻。治宜温经通脉,活血化瘀。方拟身痛逐瘀汤加味。

处方:制附子 15 克,秦艽 13 克,羌活 10 克,独活 10 克,川芎 8 克,桃仁 25 克,红花 10 克,乳香 10 克,没药 10 克,五灵脂 10 克,当归 15 克,香附 10 克,地龙 10 克,牛膝 15 克,炙甘草 5 克。3 剂,水煎试服。嘱其家属服上药 3 剂后如无特殊反应可连服 10 剂。

二诊:仍坐推车来诊,服上药 10 剂,诸证无明显进退,痛势如故,但未服止痛片。自觉身有温热感,大便已顺,每日 1 行,不加开塞露,诊之脉症同前。上方加桂枝 10 克,再进 10 剂,水煎服。并每晚加服 1 丸金匮肾气丸。

三诊:仍坐推车来诊,前后服汤剂 20 剂,金匮肾气丸已服 8 丸(每晚 1 丸),全身温热感明显,如常人,已不恶寒,每日可自主站立 5～10 分钟。纳略增,大便顺。舌淡红、苔薄白,脉细弦。拟守方再服,因久病,每日服汤剂不便,遂投以下 2 种药物:①金匮肾气丸每晚服 1 丸。②以身痛逐瘀汤合龙马自来丹,温经散寒,疏通筋络。

处方:马钱子 10 克,秦艽 10 克,羌活 10 克,川芎 8 克,桃仁 10

克,红花 15 克,乳香 10 克,没药 10 克,五灵脂 10 克,当归 15 克,地龙 10 克,牛膝 13 克,鸡血藤 30 克,炙甘草 5 克。上方 6 倍量,马钱子单味炮制,用香油炸,炸透但不须焦,冷后研极细末;余味共研极细末。上两细末合之混匀炼蜜为丸,每丸重 9 克,每服 1 丸,上、下午各 1 次,空腹黄酒少量送服。

四诊:上两药服后 50 日,家属来述,患者每日持杖能自主行路 3～4 次,每次 50～100 米,生活可半自理。要求继服上蜜丸。嘱其家属,请患者来诊,待得其脉症再投药。随之用车推患者来诊。诊见面色有华,精神已爽,纳食香,大便顺,体重略增,可自主从车上勉强站立起来,并能行走几步。四末有温(比常人稍偏凉),全身已不恶寒,夜寐不宁。舌质淡红、苔薄白,脉弦。因顾及马钱子长期服用有副作用而停用之,并遵前方加减再制蜜丸。

处方:制附子 15 克,肉桂 10 克,桑寄生 15 克,当归 10 克,秦艽 10 克,独活 10 克,鸡血藤 30 克,红藤 30 克,桃仁 10 克,红花 15 克,五灵脂 10 克,牛膝 15 克,乳香 10 克,没药 10 克,炙甘草 5 克。上方 6 倍量,共研极细末炼蜜为丸,每丸重 9 克。每服 1 丸,每日 2～3 次。

半年后得其家属告知,一直坚持服用上蜜丸,病情稳定,生活起居能半自理,每日持杖,户外自主活动,情绪安定。

【诊疗心法要点】此例患病已久,脊柱已强直,不能自主站立,病情已重。虽服特效西药,亦不能改变强直之症。经辨为寒痹,治以温经散寒,活血化瘀为法,方以《医林改错》身痛逐瘀汤加味。长期守方守法(加减),其间还曾用身痛逐瘀汤合龙马自来丹加减,以及适当加用金匮肾气丸,以增强温补肾阳之功,其效渐显。患者生活半自理,亦能持杖自立轻微活动,症状大有改善。说明中医药治此病是能有所作为的。(魏玲玲,黄飞,李秋贵 2009 年第 2 期《辽宁中医杂志》)

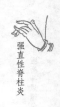

段富津验案 2 则

验案 1

　　高某,男,28 岁。腰骶疼痛酸软,夜痛甚,腰脊僵硬,甚或不能平卧,关节屈曲畸形,生活不能完全自理,头目眩晕,舌质淡暗有瘀点,脉沉细涩。西医诊断为强直性脊柱炎;中医诊断为痹证,证属痰瘀闭阻。治宜活血化瘀,通络止痛,兼以补肾养肝扶正之法。方用身痛逐瘀汤加减。

　　处方:川芎 10 克,桃仁 10 克,红花 10 克,当归 10 克,甘草 10 克,没药 10 克,五灵脂 10 克,香附 10 克,怀牛膝 15 克,地龙 10 克,制天南星 10 克,枸杞子 15 克,补骨脂 10 克,杜仲 15 克,山茱萸 15 克,鹿角胶 10 克,威灵仙 10 克。

　　二诊:服上方 7 剂后,疼痛有所缓解,关节屈伸不利,舌质暗,脉弦细涩。继以活血化瘀、通络止痛、补养肝肾之法治之,上方去香附,加狗脊 15 克、菟丝子 15 克、白芍 15 克。

　　三诊:疼痛减轻,可以短时间平卧,继服上方加土鳖虫 6 克。

　　四诊:病情进一步好转。由于家居外地,所以将此方继服 4 周,腰骶疼痛明显减轻,生活能自理。(殷越,段凤丽,段富津 2011 年第 4 期《中医药信息》)

验案 2

　　孙某,男,26 岁,2013 年 3 月 30 日初诊。患者自诉腰痛 1 月余,两膝关节肿痛伴左足跟痛,面色无华,神疲乏力,腰膝酸软,舌淡略暗,苔薄白,脉弦细。X 线及化验检查:x 线显示双侧骶髂关节间隙模糊,C 反应蛋白 11.9 毫克/升,人体白细胞抗原(+)。西医确诊为强直性脊柱炎。中医诊断:痹症,证属肝肾亏虚。治宜补益肝肾、通络止痛法。拟独活寄生汤加减。

　　处方:独活 15 克,桑寄生 15 克,秦艽 15 克,细辛 5 克,当归 15

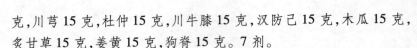

克,川芎 15 克,杜仲 15 克,川牛膝 15 克,汉防己 15 克,木瓜 15 克,炙甘草 15 克,姜黄 15 克,狗脊 15 克。7 剂。

2013 年 4 月 6 日二诊:患者膝肿痛减轻,左足跟仍痛,上方加赤芍 15 克、延胡索 15 克。

2013 年 4 月 20 日三诊:上述症状好转,在上方基础上加草薢 15 克,继服。

2013 年 5 月 4 日四诊:患者自诉状态良好,嘱其注意休息,饮食,睡眠,调畅情志,建立信心,避免过度负重和剧烈运动。

【诊疗心法要点】验案 1 方用身痛逐瘀汤加减治疗,方中桃仁、红花、当归活血化瘀;川芎、没药、香附理气活血止痛;五灵脂、地龙祛痰通络;制天南星祛风化痰,消肿止痛;杜仲、怀牛膝补肝肾,强腰膝;枸杞子、补骨脂、山茱萸、鹿角胶补肝肾,益精髓。在治疗过程中,在原方基础上又加入狗脊、菟丝子、白芍以加强补益之效。本案在活血化瘀、除痰通络基础上,加入补肾养肝扶正药物,以达标本兼顾之目的。验案 2 患者为典型的肝肾亏虚证,方用独活寄生汤加减。独活寄生汤为肝肾亏虚型痹证常用方剂,方中川牛膝苦酸平,偏于活血祛瘀通络,又可以引诸药下行,杜仲、桑寄生、独活补肝肾、强筋骨、祛风湿。木瓜舒筋活络,除湿和胃,既能温散风湿,又能补阴津使筋有所养。狗脊补肝肾,除风湿,健腰膝,强直性脊柱炎腰背强直,腰背为督脉所循,狗脊入督脉,偏治腰脊部僵痛,兼能祛风湿。疼痛明显者加赤芍、延胡索。本案在补益肝肾的基础上,加入活血止痛药,达到标本兼顾之目的。(黄艳霞,胡晓阳,袁福,等 2013 年第 6 期《中医药信息》)

痛风性关节炎

朱良春验案 1 则

验案

黄某,男,49岁,2008年5月18日初诊。主诉:右侧跖趾关节及内踝关节反复肿痛 4 年,本次发作加重 10 小时。患者平素工作应酬较多,嗜酒,2004 年开始,时感右侧跖趾及内踝关节疼痛,无红肿,常在休息后自行缓解,未予重视。2006 年某日,因长跑后原来疼痛部位突发肿痛明显,局部皮肤发红,并发现皮下硬块,逐步加剧,不能走路,遂来本院急诊,血尿酸 896 微摩尔/升,诊为痛风性关节炎。予秋水仙碱治疗,随后发生腹痛,伴呕吐、解黑便。经胃镜检查,发现胃溃疡(活动期),只能终止口服抗痛风类药治疗,随后对症治疗好转。本次发作 10 小时来诊,症状如前。查血尿酸 857 微摩尔/升,血沉 28 毫米/小时。患者因 2 年前有服抗痛风类药致胃溃疡合并出血病史,拒服西药,故来本院寻求中医药治疗。查体:右侧内踝及大跖趾关节皮肤红肿,右内踝关节皮肤高凸,皮温升高,触及皮下硬块约 2 厘米×3 厘米。诊见:舌淡胖有瘀斑、苔黄腻,脉细弦。西医诊断:痛风性关节炎。中医诊断:浊瘀痹。急则治其标,治以泄化浊瘀,蠲痹通络。

处方:土茯苓 120 克,生薏苡仁、威灵仙、萆草、虎杖、寒水石各 30 克,草薢 20 克,泽兰、泽泻、赤芍、桃仁、蚕沙、地龙各 15 克,土鳖虫 12 克,三妙丸(包煎)、炙露蜂房各 10 克,全蝎末 3 克(冲服)。5 剂,每日 1 剂,水煎服。

2008 年 5 月 23 日二诊:服上方第 2 剂时,疼痛即减半现不觉跖趾及踝关节疼痛,局部硬块缩小为 1 厘米×2 厘米,质变软,舌淡

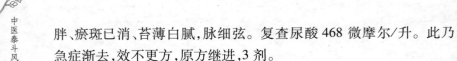

胖、瘀斑已消、苔薄白腻,脉细弦。复查尿酸468微摩尔/升。此乃急症渐去,效不更方,原方继进,3剂。

2008年5月26日三诊:已不觉足跖及踝关节疼痛,局部无红肿,硬块消失,舌淡胖、苔薄白稍腻,脉细濡。要求巩固治疗,随守缓则治其本,调益脾肾为法。

处方:土茯苓60克,炒薏苡仁、威灵仙、山药各30克,草薢、泽兰、泽泻、白术、茯苓、桃仁、蚕沙、地龙各12克,陈皮、熟地黄、何首乌、女贞子、山茱萸、补骨脂、骨碎补各10克。15剂,每日1剂,水煎服。

6月12日电话随访,患者药已服完,未有症状反复,嘱其少食高嘌呤食物,注意生活调摄。12月12日随访,疼痛未再发作,复查血尿酸385微摩尔/升,血沉12毫米/小时。

【诊疗心法要点】朱老师认为,其主要病机为湿浊内生,瘀滞经脉,而非寒湿外侵。患者多为形体丰腴、痰湿之体,并有嗜酒喜啖之好,导致脏腑功能失调,升清降浊无权,痰湿不能泄化,并与血相结为浊瘀,滞留于经脉,则骨节肿痛,关节畸形,甚则溃破,渗溢脂膏,若浊瘀久聚成毒,损及脾肾,初则腰痛尿血,久则三焦壅塞而成关格危候,即痛风性肾炎的肾功能衰竭之症。凡此皆浊瘀内阻使然,而非风邪作祟,亦非外感寒湿。因此,朱老师冠其名为浊瘀痹,似较契合病机。这一独到见解,为痛风的进一步深入研究提供了理论支持。朱老师治疗痛风,常用药有土茯苓、草薢、薏苡仁、威灵仙、泽兰、泽泻、秦艽、赤芍、桃仁等,并常在处方中加入虫类药,如蚕沙、地龙等,往往药力倍增,收效显著。朱老云:痛风日久,绝非一般祛风除湿、散寒通络等草木之品所能奏效,必须借助血肉有情之虫类药,取其搜剔钻透、通闭解结之力。(田华,顾冬梅2010年第9期《新中医》)

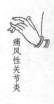

李济仁验案 1 则

验案

徐某,男,45 岁。主因左足踝关节及双膝关节红肿、疼痛 6 年,加重 1 个月,于 2006 年 6 月 20 日初诊。患者左足踝关节及双膝关节、足大趾关节反复发作性红肿、疼痛 6 年余,曾多次检查,血尿酸高达 810 微摩尔/升,诊断为痛风,曾服别嘌醇、布洛芬等药物,病情好转,但易反复。患者有潮湿环境接触史,自述每次发病间隔为 1 个月左右,这次发病缘于饮酒过度,嗜好厚味。刻下症见:左足踝关节及双膝关节红肿明显,痛而拒按,夜间加重,步履艰难,时伴恶寒发热,饮食及二便正常,舌质红、苔黄腻,脉细数。检查:形体丰腴,左足踝关节及双膝关节红肿,血尿酸 725 微摩尔/升,抗链球菌溶血素 O 620 单位/毫升,血沉 41 毫米/小时,血尿素氮 12.5 毫摩尔/升,类风湿因子(-)。中医诊断:痹证。辨证为体虚郁热。治法:泻热利湿,通络止痛。方拟清络饮加味。

处方:苦参 9 克,青风藤 15 克,知母 15 克,黄柏 9 克,萆薢 15 克,苍术 15 克,威灵仙 15 克,秦艽 15 克,鸡血藤 15 克,红藤 15 克,络石藤 20 克,海桐皮 12 克,虎杖 15 克。7 剂,水煎服。

2006 年 6 月 27 日二诊:守上方加生地黄 20 克、忍冬藤 25 克、寒水石 20 克,以增清热通络之功。

2006 年 7 月 3 日三诊:上药服后自觉关节疼痛明显减轻,足大趾疼痛基本消除,步履稍艰,复查血尿酸 498 微摩尔/升,抗链球菌溶血素 O 210 单位/毫升,血沉 21 毫米/小时,血尿素氮 8.5 微摩尔/升,类风湿因子(-)。上方奏效,继服。半年后随访病情稳定,未见复发。

【诊疗心法要点】四诊合参,本例患者属热痹,偏湿。治疗以自拟清络饮为主,其组成为苦参、青风藤、黄柏、萆薢等。对热痹的组方,李老师重视应用苦参一药,认为苦参有清热燥湿、祛风解毒之良效,以苦参治疗痹证,与《圣济总录》中治疗肌痹之"苦参丸"属意相近。同时,常配用功擅祛风除湿、舒筋活血、通络止痛的青风藤等药。雷公藤被公认为治疗痹证的有效药物,有清热解毒、祛风除湿、消肿止痛的作用,李老师的应用体会是雷公藤能明显地减轻肌肉经脉关节之疼痛,但不宜过久过量服用。偏湿者加防己、泽泻等。"择时施治"是李老师治疗痹证的又一重要特色。他认为痹证的服药时间最好在早晨与夜睡前各服 1 次,因痹证患者活动以晨起为甚,其疼痛夜间加剧。(李艳,刘永坤 2007 年第 5 期《北京中医药大学学报》)

李振华验案 1 则

验案

李某,男,23 岁,2009 年 6 月 9 日初诊。患痛风 2 年余,其间反复发作 5 次,此次发作已 6 个月,症见足踝部疼痛,局部发热烫手,时轻时重,曾服用激素、别嘌醇片、塞来昔布胶囊等西药效果不佳,血尿酸值波动在 360～680 微摩尔/升,类风湿因子(-),有足癣病史,现蹈跖趾关节内侧有皮疹、发痒,舌红少苔、右边有齿痕,右下肢肌肉轻度萎缩,查血尿酸 527 微摩尔/升。证属脾虚湿热下注。治宜健脾除湿,清热通络。

处方:土炒白术 10 克,茯苓 20 克,泽泻 18 克,生薏苡仁 30 克,桂枝 6 克,知母 15 克,生石膏 20 克,丹参 18 克,鸡血藤 30 克,木香 18 克,苍术 10 克,穿山甲 10 克,蜈蚣 3 条,制马钱子 1 克,牡丹皮 10 克,香附 12 克,延胡索 10 克,乌梢蛇 15 克,黄柏 10 克,甘草 3 克。7 剂,水煎服,每日 1 剂,分 2 次早晚温服。

2009 年 6 月 16 日复诊:足踝部发热、肿胀、疼痛减轻,皮疹发痒已经消失,复查血尿酸已降至 477 微摩尔/升,效不更方,继服上方 14 剂,水煎服。

2009 年 6 月 30 日复诊:足踝部发热肿胀疼痛消失,周身无不

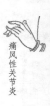

适,复查血尿酸 407 微摩尔/升,病已告愈,嘱其注意饮食,勿食海鲜、动物内脏,禁喝啤酒。随访 4 个月未复发。

【诊疗心法要点】李老师认为本病发病之本乃中焦脾虚,发病之标乃湿浊痰瘀为患,病机乃先天不足,正气亏虚,脾运失司,加之酗酒厚味,损伤脾胃,化生湿热,湿热之邪阻滞经脉,故局部红肿热痛,功能受限,湿性重着黏滞,故常发于下焦足部,且反复发作,缠绵难愈,治疗上的特点是消除急性症状较易,控制反复发作较难,故治本之法在于健脾以绝湿浊之源。治疗上以四君子汤、桂枝白虎汤、桂枝知母汤、三妙散加减组方,方中土炒白术、茯苓、生薏苡仁、苍术等健脾祛湿治本,其余三方清热除湿治标。李老师强调治热痹非石膏不能清其热,治疗湿浊痹非桂枝不能通阳而祛湿,方中生石膏清热泻火,桂枝温经通脉,知母苦寒滋润泻三焦之火,生石膏、知母配伍清热之功相互协同,牡丹皮、黄柏相伍凉血燥湿清热,使热邪无可容之地;丹参、鸡血藤、穿山甲通血脉化瘀滞、祛瘀生新,通经活络;茯苓、牡丹皮、泽泻三味取六味地黄丸三泻之意,泻肾中湿浊之邪,加速尿酸排泄。诸药合用使脾运化功能正常,则湿浊无化生之源,肾司二便功能正常,大量湿浊之邪得以快速排泄而病告痊愈,且通过调理脾肾可使脾运肾泄功能正常则愈后病不再复发。(李沛,郭会卿 2009 年 11 月 25 日《中国中西药报》)

张琪验案 1 则

验案

谢某,男,52 岁,2002 年 1 月 15 日初诊。患者嗜酒且喜食肥甘厚味,痛风病史 14 年,平素服别嘌醇片、秋水仙碱控制症状。近 1 年以来,症状明显加重,且出现肝肾功能明显异常,经人介绍求治于张老师。患者双足踝红肿、灼热、疼痛、僵硬,活动受限,舌质红紫、苔白厚,脉弦数。化验:谷草转氨酶 84.2 单位/升,谷丙转氨酶 69.7 单位/升,血清肌酐 203.8 毫摩尔/升,尿素氮 9.24 毫摩尔/升,尿酸

123

974 微摩尔/升。辨证为湿热下注,热盛于湿。治宜清热利湿,消肿止痛。

处方:苍术 15 克,黄柏 15 克,防己 20 克,赤芍 15 克,桃仁 15 克,红花 15 克,牛膝 15 克,川芎 15 克,苦参 15 克,萆薢 20 克,地龙 20 克,土茯苓 30 克,全蝎 10 克,炒甲珠 10 克,薏苡仁 30 克,生地黄 20 克,金银花 30 克,连翘 20 克。水煎,每日 1 剂,早晚温服。

服药 14 剂,局部红肿疼痛有所减轻,但仍自觉僵硬、活动受限,舌脉无明显变化,加土鳖虫 5 克、蜈蚣 2 条,增强活血舒筋通络之力。患者先后 11 次复诊,共服药 80 余剂,诸证消失,一如常人,化验:肝肾功能(-),尿酸(-)。迄今为止,未有发作,远期疗效巩固。

【诊疗心法要点】张老师认为,本病的起病在于饮食失慎,损伤脾胃,运化失司,湿邪停聚,郁久化热,或者素体火旺阴虚血热,化燥伤阴,导致湿热内生,湿热阻滞日久,经脉气血长期不得通畅,久病入络,生瘀生痰,痰留关节,瘀阻经脉,更加重了痹阻,使气血失荣,而见疼痛、麻木、肿胀,甚至关节变形,活动受限。其中湿热是起病的重要始动因素,湿热、痰浊、瘀血三者之间往往形成恶性循环。从湿与热的结合方式来看,乃为湿中蕴热,如油入面,蒸酿为患,形成无形之热蒸动有形之湿的趋势,湿热胶着,黏滞难化,导师提出,以淡渗利湿、苦寒清热、活血通络,三方组合成方,相互协同,切合病机,实践证明,效果理想。张老师用上中下通用方治疗痛风屡用屡验。上中下通用方为朱丹溪所创,由苍术、黄柏、桂枝、威灵仙、防己、天南星、桃仁、红花、龙胆草、羌活、川芎组成。具有清热化瘀、逐湿祛痰、活血通络的功效。其中苍术、黄柏清热燥湿、健脾,桂枝温经脉;威灵仙、防己、羌活祛风除湿、止痛、利关节;天南星燥湿化痰、祛风;桃仁、红花、川芎活血化瘀、行气止痛,其中龙胆草清热燥湿之力尤为突出,张老师用于治疗痛风收效满意。(孙元莹,吴深涛,姜德友,等 2007 年第 2 期《中华中医药学刊》)

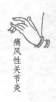

路志正验案 2 则

验案 1

张某,男,53 岁,干部,2004 年 3 月 25 日初诊。诉右侧第 1 跖趾关节、踝关节肿痛,反复发作 2 年余。患者素嗜膏粱厚味,烟酒无度,于 2002 年春节突然发生右侧第 1 跖趾关节红肿疼痛剧烈,伴右侧踝关节轻度肿痛。经某医院检查,血清尿酸 832 微摩尔/升,白细胞 16×10^9/升,血沉 28 毫米/小时,诊断为急性痛风性关节炎。经用秋水仙碱、消炎痛等药,肿痛缓解。但每因劳累、饮酒等疼痛复发,且逐渐加重,波及踝关节和膝关节,痛剧时关节功能活动受限,不能行走。近半年发作次数增多,服用西药及中药汤剂数十剂,未见好转。刻诊:右侧第 1 跖趾关节、踝关节肿痛剧烈,局部皮肤暗红而热,膝关节轻度疼痛,伴头痛头晕、心胸烦闷、时有汗出、口渴喜冷饮,小便短黄,舌红暗、苔黄腻,脉弦滑细数。证属风湿痹阻、郁久化热之痹证。治宜清热通络、祛风除湿。方用白虎加桂枝汤加味。

处方:生石膏 30 克,知母 12 克,桂枝 10 克,粳米 15 克,防己 12 克,生薏苡仁 30 克,土茯苓 20 克,蚕沙 15 克(包煎),制乳香 10 克,制没药 10 克,乌梢蛇 12 克,全蝎 5 克,忍冬藤 30 克,甘草 10 克。7 剂。嘱患者注意休息,多饮水,宜清淡饮食,忌酒等。

二诊:诸证明显减轻,舌偏红暗、苔薄黄微腻,脉弦细滑。原方去全蝎、忍冬藤、制乳香、制没药,加五爪龙 20 克、生黄芪 15 克、赤芍 15 克、萆薢 12 克、生谷芽 20 克,麦芽 20 克,14 剂。

三诊:诸证基本消失,再以上方 10 剂配制蜜丸,口服,10 克/次,2 次/日,以善其后。随访 1 年,病未复发。

【诊疗心法要点】《金匮要略·疟病脉证治第四》云"温疟者,其脉如平,身无寒但热,骨节痛烦,时呕,白虎加桂枝汤主之"。患者以骨节肿痛剧烈为主症,且有热盛内壅之心胸烦闷、汗出、渴饮、尿黄、舌苔黄腻等兼症,故以白虎加桂枝汤清热通络,加防己、生薏苡仁、

土茯苓、制乳香、制没药、乌梢蛇、全蝎、忍冬藤祛风清热利湿、活血
通络除痹。二诊时诸证减轻，故去全蝎、忍冬藤，加五爪龙、生黄芪、
萆薢等，以助健脾祛湿通络之功。（高社光，刘建设 2006 年第 3 期
《世界中西医结合杂志》）

验案 2

李某，男，38 岁，2007 年 5 月 22 日初诊。反复发作足大趾、踝
关节、足面肿痛，行走受限 10 年。平素喜肉、海鲜、啤酒。10 年前夏
季夜间突然右足大趾红肿疼痛，色紫暗，在当地医院检查血尿酸高，
确诊为痛风。此后发作次数逐年增加，服秋水仙碱后因出现呕吐、
泄泻、视力下降、脱发等而停用。刻诊：右足大趾疼痛、红肿，伴有口
苦口黏，纳可，眠差，腹胀，矢气则舒，大便溏软、黏滞不爽，溲黄。望
之形体偏丰，舌体胖、质紫暗、苔厚腻，脉沉滑。中医诊断：痛风痹。
证属湿浊瘀阻，凝涩关节。治法：健脾祛湿，清热泻浊。

处方：藿香梗 10 克，紫苏梗 10 克，茵陈 15 克，黄芩 10 克，桃仁
9 克，杏仁 9 克，厚朴 10 克，清半夏 30 克，生薏苡仁 30 克，炒薏苡仁
30 克，青风藤 12 克，大腹皮 10 克，槟榔 10 克，虎杖 12 克，车前子 18
克（包煎），金钱草 15 克，山慈菇 8 克，败酱草 15 克，六一散 20 克
（包煎），炒枳实 15 克，酒大黄 3 克。7 剂，每日 1 剂，水煎服。

2007 年 5 月 29 日二诊：药后右足趾关节肿痛明显缓解，口苦减
轻，腹胀消失，二便较前顺畅。近日来严格控制饮食，舌体胖、质紫
暗、黄腻苔渐去，脉沉滑。既见缓解，前方进退。暑季高温易汗宜益
气以固之，理脾以祛湿清热。上方去藿香梗、紫苏梗、车前子、酒大
黄，加金雀根 30 克、炒苍术 12 克、土茯苓 30 克，14 剂。

2007 年 6 月 15 日三诊：10 天前出差劳累，左足趾关节肿痛发
作 1 次，持续 3～5 日缓解，自觉疼痛程度、时间较前减轻，现纳可，
睡眠渐安，二便渐调，舌体中等、质暗滞、苔薄黄，脉沉滑。治则：健
脾燥湿，疏风清热，佐以活血通络。

处方：金雀根 30 克，萆薢 15 克，蚕沙 15 克（包煎），土茯苓 30
克，泽泻 12 克，砂仁 10 克（后下），青风藤 15 克，防风 10 克，防己 15

克,炒神曲 12 克,益母草 15 克,炒苍术 15 克,炒白术 15 克,鸡血藤 20 克,黄柏 10 克,厚朴花 12 克,生薏苡仁 20 克,炒薏苡仁 20 克,生谷芽 20 克,生麦芽 20 克,14 剂。

2007 年 6 月 28 日四诊:药后右足大趾疼痛未发,纳馨,眠安,时感晨起口苦,大便不成形,小便调,舌体中等、质暗滞、苔薄白,脉沉滑。治宗前法,原方化裁:上方改生薏苡仁、炒薏苡仁各 30 克,鸡血藤、泽泻各 15 克,去黄柏,加竹半夏 10 克、生姜 2 片为引,14 剂。

2007 年 8 月 14 日五诊:足趾关节肿痛未再发作。偶有左大趾关节发僵,但经休息第 2 日可恢复正常,口苦已除,纳后脘腹胀,晚餐后周身困重酸乏,二便调。舌体中等、质暗、苔薄白,脉沉弦小滑。痛风月余未发,但尚须巩固,以健脾益气、祛湿清热善后。

处方:金雀根 30 克,炒苍术 15 克,炒白术 15 克,青风藤 15 克,山慈菇 10 克,蚕沙 15 克(包),泽泻 12 克,土茯苓 20 克,生薏苡仁 20 克,炒薏苡仁 20 克,炒防风 12 克,炒防己 12 克,炒黄柏 8 克,焦山楂 12 克,焦麦芽 12 克,焦神曲 12 克,厚朴 12 克,鸡血藤 15 克,车前子 15 克(包煎),益母草 15 克,砂仁 10 克(后下)。14 剂。

【诊疗心法要点】路老师认为,痛风痹属慢性顽固性疾病,在急性发作期应以健脾祛湿、祛风清热泄浊以治标,慢性期以调摄生活规律,健运脾胃,调畅气血以治本。本例形体肥胖,平素嗜肉、海鲜、啤酒,以致脾胃受戕,酿湿生热,流趋下焦,瘀滞筋脉起病。虽然病程长,但是就诊时纵观舌、脉、症,湿热毒瘀并未控制,并伴有腹胀,矢气则舒,大便溏软黏滞,溲黄、量少,口苦,晚餐后周身困重酸乏等明显的脾虚湿阻症状,所以在治疗时以健脾和胃、化湿泄浊除痹为大法。治中焦脾胃,去湿浊瘀毒之源,以治其本;清热利湿解毒通络以除下焦病变之标,而且治疗用药轻清平和,使祛湿不伤正,养阴不滋滞,驱邪不碍胃。并根据不同的季节气候环境特点调整治法用药,嘱患者严格控制饮食,调整生活习惯,方圆机活,故收效颇佳。(石瑞舫 2011 年第 7 期《河北中医》)

娄多峰验案1则

验案

陈某,男,59岁,2010年9月20日初诊。患者双下肢多发结节红肿热痛,左膝肿痛,活动困难月余来诊,查双下肢多发结节,如胡桃样大小,红肿热感,压痛明显,左膝关节红肿热感,压痛明显,轮椅推入诊室。血尿酸985微摩尔/升,彩超示双肾结石,双下肢多发痛风结晶形成并血管栓塞。舌质红、苔黄腻,脉弦数。西医诊断:痛风性关节炎并肢静脉栓塞;中医诊断:痛痹(湿热痰瘀痹阻型)。治宜清利湿热、化浊通络止痛。

处方:苍术15克,薏苡仁20克,黄柏10克,川牛膝20克,土茯苓30克,肿节风20克,制半夏12克,细辛6克,刘寄奴20克,王不留行20克,白花蛇舌草20克,木豆叶20克,延胡索20克,血竭5克(另冲),滑石20克,木香10克。7剂,每日1剂,早晚温服。嘱勿负重、抬高患肢,节饮食,防感染。

二诊:服药后,双下肢红肿疼痛明显减轻,能下地活动,久立仍肿痛。守方加皂角刺12克、三棱12克,继服14剂。适宜抬高患肢锻炼。

三诊:下肢结节红肿明显减轻,关节肿痛消,可自行行走。守方继服20剂,结节肿痛消,行走自如,转外科行下肢静脉曲张手术治疗。

【诊疗心法要点】全方以四妙汤清热利湿,引药下行,直达病所,并燥湿健运脾胃;土茯苓、肿节风清热解毒,通络消肿,增利湿之效,痰饮之邪因势利导,痰饮者,当以温药和之,故以制半夏、细辛蠲痹化饮止痛;王不留行、刘寄奴活血通络,消肿散结;白花蛇舌草、木豆叶清热解毒,通络散结消肿;延胡索、血竭理气通络,活血止痛;滑石、木香利湿,理气,清脏腑积热,杜湿热痰浊之源。因药证合拍,故收佳效。(赫军,李丽华,何宾,等2012年第9期《江苏中医药》)

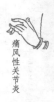

田玉美验案1则

验案

吴某,男,51岁,2011年2月20初诊。由于春节期间参加朋友聚会而酗酒,其后出现右脚第1跖趾关节疼痛数日,故前来就诊,症见右脚第1跖趾关节处皮肤红肿,触之痛剧,不能行走,伴口渴,纳呆,腹胀,心烦,寐差,小便短少,大便偏干,每日1次,脉滑数,舌红、苔滑腻;查:血尿酸636微摩尔/升,血沉95毫米/小时。西医诊断:痛风。中医诊断:痹证(湿热蕴毒型)。治以清热化湿,解毒止痛为法。

处方:黄柏10克,炒白术15克,怀牛膝15克,薏苡仁30克,金银花20克,连翘15克,皂角刺15克,蚕沙6克,当归6克,紫苏叶6克,蒲公英30克,海桐皮15克,炒鸡内金20克,制川乌10克,制草乌10克。7剂。

2月27日复诊:服上药后关节疼痛基本消失,红肿仍存在,但较之以前有所改善,右脚第1跖趾关节活动不利,纳寐可,二便调,舌质红、苔薄黄,脉沉细。守上方,去制草乌、制川乌,加木瓜10克、海桐皮10克,14剂。

3月13日三诊:服上药后关节疼痛消失,局部红肿明显消退,可以自由行走,余无明显不适,舌质红、苔薄白,脉沉细。守上方续服7剂,以巩固疗效。

【诊疗心法要点】田老师认为,痛风的发病原因可概括为脾气素虚、饮食不节、感受外邪等三方面因素。可分为发作期和缓解期,发作期的特点可概括为湿热蕴毒,治疗多用四妙丸加味,清热化湿,解毒消肿;缓解期病机特点为邪退正虚,气血不畅,田老师治以祛风化湿止痛,补益肝脾肾三脏,标本兼顾,方用薏苡仁汤合四物汤加减。(杨佳,2011年第11期《光明中医》)

段富津验案 1 则

验案

赵某,男,53 岁,2004 年 3 月 8 日初诊。患者痛风多年,现右大趾暗红发热,肿痛夜甚,舌苔黄腻,脉弦数,足趾有痛风石,血尿酸 650 微摩尔/升。

处方:苍术 15 克,黄柏 15 克,赤芍 15 克,粉防己 15 克,生薏苡仁 30 克,姜黄 15 克,威灵仙 15 克,海桐皮 15 克,地龙 15 克,川牛膝 15 克,胆南星 10 克。并嘱其禁食酒肉、动物内脏等以防湿热内生。

以此方加减,共服药 40 余剂,肿痛消退,痛风石渐消,舌脉转好,血尿酸降至 437 微摩尔/升。

【诊疗心法要点】段老师指出,本病虽名"痛风",实则非风,湿热痰浊瘀血流注并非外来,实是内生。治疗上,段老师依据本病湿热痰瘀的病理关键,治以清热除湿、化瘀解毒为主,自拟痛风方,方中以二妙(苍术、黄柏)清热燥湿以除湿热下注之红肿热痛,然湿热虽下注,其本在脾,以苍术燥湿健脾,又合黄柏苦寒沉降,清下焦湿热,解湿热疮毒,两药相合清流洁源,标本兼顾,共为君药。粉防己可助黄柏清利下焦湿热。生薏苡仁甘淡微寒,主降泄,既健脾利湿,又长于祛除肌肉筋骨之湿邪,主治筋脉拘急之湿热痹阻筋骨之病,湿浊为病,均当以治阳明为本,苍术、生薏苡仁正有此意。姜黄辛苦温,具有较强的祛瘀作用,既入血分活血,又入气分散滞气,以破血分湿瘀之滞。赤芍,苦微寒,既清血分实热,又散瘀血,以清血分瘀热。四者共为臣药。(赵书锋,龙旭阳,段富津 2006 年第 1 期《中医药信息》)

系统性红斑狼疮

周仲瑛验案 2 则

验案 1

周某,女,21 岁,以反复不规则发热伴面部红斑 7 年余,于 1995 年 10 月 7 日初诊。患者于 1988 年 5 月无明显诱因导致发热,稽留不退,体温达 40℃左右,全身出现充血样皮疹,面部红斑,并有面部及下肢浮肿,尿蛋白阳性,肝脾肿大,予多种抗生素治疗效果不佳。经本市 6 家医院反复检查,确诊为系统性红斑狼疮、狼疮性肾炎。应用大剂量泼尼松(60 毫克/日)及雷公藤 15 毫克/日),发热下降,体温降至正常后则予泼尼松每日 10~20 毫克维持。遇疲劳、情绪波动或外感则体温复升,弛张难平,必须反复应用大剂量激素方能控制。但近 4 个月来,泼尼松减至每日 30~40 毫克即起身热。发热通常上午为甚,并无形寒,午后身热渐降,体温 38.7~40.1℃,两膝及手指关节疼痛,手心灼热,经闭 2 年有余。苔黄薄腻、舌红带紫,脉来细数。颈、臂散发紫红疹点,下肢内侧有青紫瘀斑,胁下胀痛(肝、脾肿大 I 度)。此乃内伤发热,肝肾阴虚,瘀热内扰。治宜清透血热,凉血散血。

处方:银柴胡 10 克,青蒿 30 克(后下),白薇 15 克,炙鳖甲 15 克(先煎),知母 10 克,炮穿山甲 10 克(先煎),制僵蚕 10 克,葎草 30 克,牡丹皮 10 克,大生地黄 15 克,鬼箭羽 15 克,商陆根 6 克,炒常山 6 克。泼尼松仍用 40 毫克,清晨顿服。

1995 年 10 月 14 日二诊:服药 1 周,体温有所降低,晨起 37.2~37.8℃,上午最高体温 38.4℃,午后汗出热退,疲劳乏力。治守原法,酌加益气之品,原方加太子参 12 克,去鬼箭羽。

1995 年 10 月 21 日三诊：续服药 2 天，体温又有下降，并鼻衄 1 次、血色鲜红，近日来体温已正常。晨起纳差腹胀，背后酸楚，皮时有痒感。苔黄薄腻、舌质偏红，脉细。药已中鹄，血热有减，原方续服。

1995 年 11 月 18 日四诊：连续服药，身热未起，泼尼松已减为 30 毫克/日。唯右手指关节僵硬疼痛，口不干，牙龈肿痛，苔脉如前。原方加片姜黄 10 克通络止痛。

1995 年 12 月 23 日五诊：体温已正常近 2 个月，激素减为泼尼松 25 毫克/日，自觉无明显不适，面部已无红斑，颈、臂疹点渐隐，下肢青紫斑褪去，月经于本月 18 日来潮，口干不著。予养阴清热、和营凉血继进。

处方：银柴胡 10 克，青蒿 20 克，白薇 15 克，炙鳖甲 15 克（先煎），炮穿山甲 6 克（先煎），大生地黄 15 克，知母 10 克，牡丹皮 10 克，太子参 15 克，蜕衣 5 克，商陆根 9 克，炒常山 9 克。

1996 年 2 月 10 日六诊：体温正常。近日来面部瘙痒潮红、稍有热感，口干，苔黄薄腻、舌边尖红、舌质偏暗，脉细。肝经郁热，气阴两伤，风毒郁于肌腠。

处方：柴胡 10 克，炒黄芩 10 克，栀子 10 克，青蒿 15 克，牡丹皮 10 克，知母 10 克，大生地黄 15 克，功劳叶 10 克，蝉蜕 3 克，制僵蚕 10 克，商陆根 9 克，太子参 15 克。泼尼松减为 20 毫克/日。

患者坚持来诊，症情平稳，月经按时来潮。服中药同时，激素继续缓慢递减，发热未再复作。

【诊疗心法要点】红斑狼疮在中医典籍中并无相应名称，究其成因，则肝肾亏虚、气血失调为本，风毒痹阻、络热血瘀为标。气血失调，郁热内起，化生风毒，毒热锢结，郁于血分；遇有日晒、情怀不畅或外感扰动，则外见皮肤红斑，疹点隐隐，肌肤瘙痒，关节肿痛；内见络损血瘀，脏腑受戕，而成低热绵绵，久久不退，或高热鸱张，反复难已，甚或热盛神昏，腰酸胁痛，心悸气喘，尿多脂沫，种种变证均由风毒瘀热而来。由于本病肝肾亏虚，气血失调为本，故治疗期间宜以培补肝肾作为重要法则，即使血分毒热证，亦宜顾护肝肾之阴；脾肾

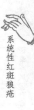

两虚证,也须气阴双补,或阴阳并调,不宜多用纯阳之品,以免灼伤阴精。合用激素者,激素用量大,阳热症状重,可以着重滋阴降火或清热凉血;激素撤减时,宜多用平补肝肾之品,并可酌加少量温补肾阳之品,用多用少须凭辨证。同时本病风毒、瘀热为重要病理因素,故不论何型均可选用祛风解毒、清透瘀热、活血化瘀之品,根据具体症情酌加雷公藤、鬼箭羽、菝葜、漏芦、青蒿、商陆根、蜈蚣、炮穿山甲、露蜂房等药,效果较好。(樊鋆 1997 年第 11 期《中医杂志》)

验案 2

李某,男,27 岁,2005 年 12 月 28 日初诊。患者颜面两颧部大片蝶形红斑 1 年余。近 1 年来,颜面两颧部大片蝶形红斑,鼻梁部亦有褐斑。病初曾见齿衄,持续 48 天,晨起口干,遂于当地医院检查,结果显示抗核抗体阳性,抗干燥综合征 A 抗体、B 抗体弱阳性。该院诊断其为系统性红斑狼疮,采用激素治疗 1 年,未见明显改善,遂来就诊。察其颜面两颧部大片蝶形红斑仍存,鼻梁部褐斑清晰可见,齿衄时有,口干不欲多饮,舌质暗红、苔黄,脉细滑。中医诊断:蝴蝶斑。证属热毒血瘀,肝肾阴伤。治拟清热解毒,活血化瘀,滋养肝肾。方以犀角地黄汤合二至丸化裁。

处方:水牛角片 20 克(先煎),赤芍 10 克,牡丹皮 10 克,生地黄 20 克,紫草 10 克,漏芦 15 克,狗舌草 20 克,玄参 10 克,炙女贞子 10 克,墨旱莲 12 克,土茯苓 25 克,地肤子 15 克,苦参 10 克,雷公藤 5 克。7 剂,每日 1 剂,常法水煎。并嘱减少日晒,清淡饮食,忌食发物。

2006 年 1 月 3 日二诊:药进 7 剂,患者颜面及鼻梁部色斑消减,齿衄未作,但见足跟胀、腰酸、凌晨口干。舌质红、有裂纹、苔黄,脉细滑。方药合拍,已见初效,本次所见之状乃瘀热伤阴、肝肾阴亏之征,仍以解毒化瘀、滋养肝肾为法,加用清热活血通络之品。

处方:水牛角片 20 克(先煎),赤芍 10 克,牡丹皮 10 克,生地黄 20 克,紫草 10 克,漏芦 15 克,狗舌草 20 克,玄参 10 克,炙女贞子 10 克,墨旱莲 12 克,土茯苓 25 克,地肤子 15 克,苦参 10 克,雷公藤 5

克,地锦草 15 克,大黄炭 5 克,白花蛇舌草 20 克,人中黄 5 克。14 剂,每日 1 剂,常法水煎。

2006 年 1 月 17 日三诊:药后颜面及鼻梁部褐斑日趋消淡,仅隐约可见,足跟胀除,腰酸缓解,凌晨口干不著,舌脉同前。瘀热毒邪已有清化,肝肾之阴明显来复。前方既效,守原方意,加滋养肝肾之品。

处方:水牛角片 20 克(先煎),赤芍 10 克,牡丹皮 10 克,生地黄 20 克,紫草 10 克,漏芦 15 克,狗舌草 20 克,玄参 10 克,炙女贞子 10 克,墨旱莲 12 克,土茯苓 25 克,地肤子 15 克,苦参 10 克,雷公藤 5 克,地锦草 15 克,白花蛇舌草 20 克,枸杞子 10 克。30 剂,每日 1 剂,常法水煎。

2006 年 2 月 18 日四诊:颜面及鼻梁部褐斑基本消退,足跟胀及腰酸未再出现,口不干渴,纳寐皆可,精神转振。舌质红、苔薄淡黄,脉细滑。原方继服巩固疗效。

患者坚持服用上方 3 个月,病情未见反复,查肝、肾功能均在正常范围。

【诊疗心法要点】本案患者血中有热,致火热炽盛,内侵营血,瘀结生毒。治疗本病基本治法是凉血解毒,即在清热解毒与凉血散血化瘀并用,可防苦寒之品过于凉遏,所谓"凡用清凉,须防冰伏,必佐活血流畅,恐凝滞气血",以达清血分热毒,散瘀以消斑,凉血以止血,祛瘀以生津,存阴以扶正。血为热搏,瘀热毒血,迫血妄行,留于肌肤,则见面部色斑,牙龈出血,舌质暗红、苔黄。瘀热久而伤阴,肝肾亏虚,则见足跟胀,腰酸,凌晨口干,舌质红、有裂纹。证属热毒血瘀,肝肾阴伤。治宜清热解毒,活血化瘀,滋养肝肾,方以犀角地黄汤合二至丸加减。犀角已属卫生部禁用药品,故用水牛角片代之,"凉血解毒""清泻热毒""行散瘀血""通利结毒""血分之结热,唯兹可以逐之";赤芍、牡丹皮、生地黄、玄参凉血散瘀止血;炙女贞子、墨旱莲、枸杞子滋补肝肾之阴;漏芦、狗舌草、土茯苓、地肤子、苦参、白花蛇舌草清热解毒;对于热毒瘀血盛者,则加入大黄炭、人中黄、地锦草等,以加强清热解毒、活血散瘀之功;雷公藤活血通络,其提

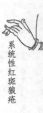

取物对体液免疫及细胞免疫有调节作用。周老师所用方药独到，凉血而不凉遏，活血而不破血，解毒而不伤正，止血而不留瘀，养阴而不滋腻，故收效显著。（《周仲瑛医案赏析》）

张镜人验案 1 则

验案

肖某，女，19 岁。反复发热年余，伴面部皮疹，关节疼痛，多次癫痫样大发作，黄疸。血沉 73 毫米/小时，抗核抗体（＋），直接抗人球蛋白试验（＋），尿蛋白（＋＋）。诊断为系统性红斑狼疮，脑部浸润，并发溶血性贫血。刻下：发热盛衰不解，无汗头痛，口干，神志时清时昧，神情呆滞，时有肢体抽搐，小溲导行，舌苔少、质红，脉细数。证属邪热鸱张，热入营血，心营受烁，心神失养。虑其内陷痉厥，治拟泻热达邪，凉营清心。

处方：清水豆卷 12 克，青蒿梗 9 克，炒牡丹皮 9 克，炒赤芍 15 克，连翘心 9 克，鲜竹叶卷心 30 针，净金银花 12 克，西瓜翠衣 15 克，水炙远志 3 克，广郁金 9 克，天竺黄 5 克，碧玉散 12 克（包煎），鲜芦根 1 枝，鲜荷叶 1 角，生蒲黄 9 克（包煎），钩藤 9 克（后下），鲜生地黄 30 克。

4 剂后，身热渐退，神志转清，抽搐停止，病情明显好转。

【诊疗心法要点】张老师认为，系统性红斑狼疮是一个多系统、多脏器损害的疾病，临床须辨证与辨病相结合。本病的辨证特点是本虚标实之证，认为主要与遭受阳邪、热邪、火毒之邪导致人体内部的阴阳平衡失调，气血运行不畅，瘀血阻于络脉，热毒灼盛，从而耗血动血，热盛火毒之邪损伤阴液，进一步导致邪毒攻心，邪蒙清窍，造成抽搐及气阴两虚的证候，整个病程处于邪盛正虚、邪正相争的过程，故一定要以维护正气为要。治疗中张老师认为，扶正与祛邪兼顾，祛邪固然当先，但须顾及人体正气，热邪、火毒之邪易伤阴，这时加用益气护阴之品，如皮尾参、太子参、生黄芪、灵芝等。祛邪常选用茅莓根、土茯苓、白花蛇舌草、鬼箭羽、紫草等。鬼箭羽活血通络，破血散结，应用于关节四肢的疼痛；紫草清热凉血，解毒透疹，用于高热皮疹。"温邪则热变最速""热邪不伤胃津，必耗肾液"，故不宜忽视护阴。对关节疼痛、肌肉酸痛常选用川草薢、鸡矢藤；关节畸形可选用菝葜。（张蓓莉 2002 年第 2 期《辽宁中医杂志》）

孔光一验案 1 则

验案

周某，女，34 岁，1997 年 7 月 8 日初诊。患者于 1996 年 2 月患系统性红斑狼疮，用大剂量激素（每日 40 毫克）结合中药治疗，病情不仅未缓解，且进行性加重。患者来诊时每日仍服用激素 30 毫克（6 片），面部、耳后及上肢、上半身大片红斑，高出皮肤，颜色鲜红，尿蛋白（＋＋）~（＋＋＋），血沉 31 毫米/小时。自觉神疲乏力，胸闷，心悸，肝区痛，经常性鼻衄，脱发多，下肢冷，小腹凉痛，便溏。查舌红、苔黄，右脉滑。中医辨证：脾肾阳虚，营热阻络。治则：调脾肾，清肝热。

处方：山药 20 克，白术 10 克，赤芍 10 克，白芍 10 克，巴戟天 10 克，淫羊藿 10 克，柴胡 10 克，黄芩 10 克，青皮 6 克，陈皮 6 克，刺蒺藜 15 克，牡丹皮 10 克，紫草 10 克，黄柏 10 克，地肤子 10 克，苦参 10 克，生牡蛎 50 克，砂仁 6 克（后下），肉桂 4 克，甘草 5 克，黄连 4 克，木香 4 克。7 剂。

复诊：腿及小腹冷大减，红斑减淡，心悸好转，仍右侧卧闷，大便日 2~3 次，舌红、苔黄，右脉细弦。前方去山药，加麦冬 30 克、白头翁 10 克，黄连、木香均改为 5 克。又以上方加减调治 1 个月，斑疹颜色继淡，瘙痒，脱白皮，鼻衄止，脱发渐少，血沉正常。3 个月后病情开始缓解，10 个月时尿蛋白减为（＋）或（＋－），至 1 年时尿蛋白基本转为阴性，皮损全部消退，留皮肤色素沉着，至 2 年时尿蛋白持续稳定转阴。2001 年 5 月患者进行了全面化验检查：血、尿常规、蛋

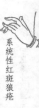

白电泳、抗核抗体、补体 C3、补体 C4、总胆固醇、高密度脂蛋白胆固醇、低密度脂蛋白胆固醇等,除抗核抗体仍呈低滴度阳性外,余基本正常。激素用量也由 30 毫克减至 2.5 毫克(半片)。治疗过程中病情无反弹,随访至今,患者工作、生活正常。

【诊疗心法要点】系统性红斑狼疮与中医"温病发斑""阴阳毒""虚劳"等相类似。其病因多在内之阴阳失调,外之邪毒内侵,病机以热盛阴虚为主,临床可见血瘀、血热、水湿、虚损等多种病理变化。孔老认为,本例患者证属素体脾肾阳气不足,肝血亏损,复外感邪毒,致肝热内盛,营热阻络,病机为上实下虚,上热下寒,故面部及上半身红斑、鼻衄、脱发,而小腹及下肢冷痛、便溏。心悸属肝热扰心,母病及子。故以调脾肾、清肝热为治疗大法。用山药、白术、陈皮、巴戟天、淫羊藿、肉桂健脾温肾固其下元;用赤芍、白芍、柴胡、黄芩、青皮、牡丹皮清肝泻热;用生牡蛎、刺蒺藜育阴、平肝、潜阳;紫草、黄柏、地肤子、苦参燥湿解毒消斑。整个治疗过程中始终围绕温补脾肾阳虚与清解营热阻络之重心,再依据具体情况辨证加减。(李晓君,辛瑛 2003 年第 1 期《北京中医药大学学报》)

田玉美验案 1 则

验案

邓某,女,33 岁,2007 年 12 月 18 日初诊。因反复胸闷心慌 5 年,再发 3 日就诊。患者 5 年前无明显诱因出现胸闷心慌,无胸痛,甚则胁胀,叹气则舒,伴面部蝶状红斑,脱发,口腔溃疡,反复发作,平素情绪易波动,近 3 日来患者受凉后上述症状加重,伴有心烦,寐差,多梦易醒,潮热盗汗,口淡味,纳后心下痞,手心出汗,右侧乳房痛,双臂酸胀,晨起明显,大便 1 日 3 行。舌质红、苔薄白,脉沉结。既往有系统性红斑狼疮病史 5 年余,未做肾活检。证型:阴虚火旺。治法:养阴清热,行气活血。方用五味消毒饮加减。

处方:金银花 15 克,连翘 15 克,蒲公英 20 克,紫花地丁 20 克,玄参15克,生地黄15克,丹参15克,三七粉6克(另包),酸枣仁15克,茯神15克,白芍30克,甘草6克,炒麦芽15克,炒谷芽15克,焦山楂15克,神曲15克,炒鸡内金15克,怀牛膝15克,薏苡仁30克,山药20克。7剂,水煎服,煎药时先用冷水浸泡药物0.5小时后,再用武火煎开,之后文火再煎0.5小时,取汁150毫升,共煎煮3次,分3次温服。

随证加减5月余,上述症状明显缓解,近半年来激素量维持在12.5毫克/日。

【诊疗心法要点】田老师认为患者病程日久,正气不足,外感六淫之邪,导致体内阴阳失调,正虚邪恋。气为血之帅,气不足则不能摄血,导致血溢脉外,故出现面部红斑。气不足不能推动气血运行,导致气机运行不畅,脾胃运化失调,故出现心下痞,口淡无味,加用薏苡仁30克、炒麦芽15克、炒谷芽15克、焦山楂15克、神曲15克、炒鸡内金15克健脾消食。患者平素情绪易波动,郁而伤肝,肝为刚脏,主疏泄,布胁肋,绕阴器,行于大腿内侧。肝疏泄失常,气行不畅,导致气机阻滞,不通则痛,故出现右侧乳房痛,双臂酸胀,加用白芍30克、甘草6克养阴柔肝止痛。肝气郁结,郁而化火,热上扰心神,导致胸闷心慌,心烦,寐差,多梦易醒,潮热盗汗,故加用生地黄15克、丹参15克、三七粉6克、酸枣仁15克、茯神15克行气活血,养心安神。七情过极,内生火热,故用金银花15克、连翘15克、蒲公英20克、紫花地丁20克养阴清热。(高秀伦,左天,尹锦楠2014年第4期《河南中医》)

周信有验案1则

验案

高某,女,33岁,2005年8月13日初诊。患者于2000年10月开始出现双手遇冷或凉水刺激后发白,以冬季为著。2005年2月因受凉后出现发热、咳嗽、头痛、鼻塞、流涕、全身肌肉疼痛等症,自服

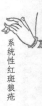

感冒药无效。继而颜面部出现片状红斑,双下肢浮肿,同时全身肌肉疼痛加重,随后在某医院住院治疗。入院诊断为系统性红斑狼疮、狼疮性肾炎、狼疮性脑病、贫血。经治疗好转后出院,但继服用甲泼尼龙及糖皮质激素。后因病情加重来诊。时见咳嗽,胸闷,疲乏,面部红斑,全身肌肉关节疼痛,双下肢浮肿,舌红、少苔、边有齿痕,脉沉细无力。查红细胞 3.07×10^{12}/升,血红蛋白80克/升,血沉100毫米/小时,尿蛋白(＋＋),免疫球蛋白G、免疫球蛋白A、C反应蛋白、类风湿因子均为阳性。胸片示:少量胸腔积液。彩超示:心包积液(少量)。中医辨证属风湿内舍,酿热成毒,营卫失调,血脉瘀滞,脾肾虚损。治宜补肾益气,清热解毒,祛瘀通络,调和营卫。

处方:淫羊藿20克,仙茅20克,黄芪30克,茯苓20克,紫草20克,白花蛇舌草20克,败酱草20克,半枝莲20克,板蓝根20克,当归9克,赤芍9克,丹参20克,制乳香9克,制没药9克,桂枝9克,白芍9克,鸡血藤20克。每日1剂,水煎服。

随证加减,30剂后,诸证消除。为巩固疗效,以上方加桑寄生20克、补骨脂20克、巴戟天20克、制附子9克、红参9克;去紫草、板蓝根、制乳香、制没药,继续服用。2个月后化验检查,各项指标均已正常,2006年4月随访,诸证再无复发。

【诊疗心法要点】周老师认为系统性红斑狼疮是本虚标实之证,是人体在正气不足,主要是肾、脾亏虚的基础上,感受风、湿之邪而发病。疗本病应标本同治、攻补兼施、病证结合,在辨病的基础上进行辨证治疗的基本治则,总结出治疗本病应补肾益气、清热解毒、祛瘀通络、调和营卫4法并用。(薛盟举2007年第1期《世界中医药》)

裴正学验案2则

验案1

某女,42岁,工人。初诊见面部及四肢斑疹鲜红,高热,烦躁,

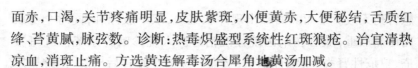

面赤,口渴,关节疼痛明显,皮肤紫斑,小便黄赤,大便秘结,舌质红绛、苔黄腻,脉弦数。诊断:热毒炽盛型系统性红斑狼疮。治宜清热凉血,消斑止痛。方选黄连解毒汤合犀角地黄汤加减。

处方:水牛角 15 克,党参 10 克,麦冬 10 克,粳米 30 克,地黄 12 克,白芍 12 克,牡丹皮 6 克,黄连 6 克,黄芩 12 克,栀子 15 克,川乌 12 克(先煎 1 小时),草乌 12 克(先煎 1 小时),细辛 12 克(先煎 1 小时),马钱子 1 个(油炸),青蒿 10 克,鳖甲 15 克,知母 20 克,甘草 6 克。予消风Ⅱ号、泻火冲剂、古圣Ⅱ号同服。

患者复诊时上述不适均较前缓解。持续门诊治疗 5 个疗程,全身不适基本消失,嘱其服中成药以善其后。随访 1 年病未复发。

验案 2

某女,36 岁,农民。患者于 2 月前出现全身乏力,面色无华,纳呆,恶心,不能进食,颜面蝶形红斑,关节疼痛,舌质淡胖、苔少,脉沉细弱。诊断:系统性红斑狼疮。治宜健脾和胃,投以香砂六君子汤加减。

处方:木香 6 克,草豆寇 6 克,陈皮 6 克,半夏 6 克,党参 10 克,茯苓 12 克,白术 10 克,甘草 6 克,苍术 10 克,厚朴 6 克,焦山楂 10 克,焦麦芽 10 克,焦神曲 10 克,鸡内金 10 克,炒莱菔子 10 克,生姜 6 克,大枣 4 枚。遂投以胃安康、消风Ⅱ号、古圣Ⅱ号。

1 周后复诊,患者胃脘不适明显缓解,汤药予桂枝芍药知母汤加减以治其本。

【诊疗心法要点】"西医诊断,中医辨证,中药为主,西药为辅"为裴老师之中西医结合思想之精华,裴老师讲系统性红斑狼疮发病特征多为先天禀赋不足,脏腑虚损,肝肾亏虚,阴阳失衡,气血失和,而致气机逆乱,气血瘀阻,若复感各种毒邪,热毒蕴结,侵袭脏腑、皮毛、肢体而致病。裴老师强调在治疗慢性疾病时不能只知其一不知其脾胃之重要性,患者在治疗过程中因疾病及药物作用往往出现恶心不能进食等证候,此时脾胃如传输带,若传输带出现故障,要将药物运送至目的地其原则必先解除传输带之故障,此途径是治疗疾病

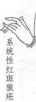

的关键所在。(彭艳艳,丁洁霞,张丑丑等2009年第1期《甘肃医药》)

禤国维验案1则

验案

黄某,女,40岁,2001年9月18日初诊。患者3年前面颊出现红色斑片,关节肿痛。曾在外院做病检确诊为系统性红斑狼疮,每天口服泼尼松40毫克等,病情稍有缓解,但时轻时重,要求中医诊治。诊见:时有低热(37.5℃左右),心烦乏力,手足心热,视物不清,脱发。检查:面色暗红,神疲,颜面部可见边界不清的浸润红斑,双侧近、远端指关节均肿胀,舌红、无苔,脉细数。化验:抗核抗体1:640,尿蛋白(++)、有管型,血沉56毫米/小时,血红蛋白60克/升。证属肝肾阴虚。治宜滋阴补肾。方用知柏地黄丸加味。

处方:熟地黄、山药、茯苓、牡丹皮、墨旱莲各15克,泽泻、知母、徐长卿各12克,山茱萸9克,鸡血藤30克,甘草10克。每日1剂,水煎服,复渣再煎,分2次服。同时每日服泼尼松20毫克和适量火把花根片。

服上方1个月,症状明显减轻,低热消退,去徐长卿,加女贞子、菟丝子各15克,白术10克继续治疗,并逐渐减激素至1个月后病情明显好转,复查抗核抗体1:8,血红蛋白94克/升,血沉15毫米/小时,不适症状基本消失。嘱口服泼尼松5毫克/日,继续服中药1个月,随访半年未见复发。治疗期间常服地黄枣仁粥(生地黄30克、酸枣仁30克、大米100克,将酸枣仁加水研碎,取汁100毫升,生地黄加水煎取汁100毫升,大米煮粥,待粥将熟时加入酸枣仁汁、生地黄汁,煮至粥熟即成),每日1次。

【诊疗心法要点】本例久病不愈,反复发作,耗液伤阴,属肝肾阴虚,故以滋阴补肝肾之法,用知柏地黄丸加减。方中六味地黄丸滋阴补肾,肾阴得充,上济于心,虚火得降;徐长卿祛风解毒、活血止

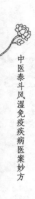

痛,助面部皮疹及四肢关节痛消退;墨旱莲、女贞子、菟丝子益肾;白术健脾;鸡血藤活血通络;甘草补脾益气助诸药,恢复一身之机能。地黄枣仁粥有养阴退热的作用。(吴元胜,范瑞强,陈红2003年第3期《广州中医药大学学报》)

何世英验案1则

验案

文某,女,12岁,1971年10月21日入院。患者以不规则发热、全身皮疹4个月和关节痛2个月入院。入院后仍不断发热,体温常达39℃,两颧皮疹融合,色暗红、对称呈蝶形。四肢有散在皮疹,全身淋巴结可摸到。口黏,大便干。舌质红、苔黄,脉象弦数。血化验已找到狼疮细胞。于12月3日起,中西医结合治疗。西药用泼尼松。中医辨证:阴血虚,毒热盛。治法:滋阴清热,凉血解毒。

处方:生鳖甲15.6克,地骨皮15.6克,肥知母9克,赤芍9克,牡丹皮9克,青蒿9克,条黄芩9克,东白薇6克,大秦艽6克,生地黄15.6克。

1971年12月31日复诊:上方连服4周,高热已退,皮疹渐少而淡,偶见低热。西药减量,中药亦去赤芍、生地黄。仍然每日1剂,长服。

1972年1月30日复诊:服上药3剂身热退净,又连服4周,仍未发热,症状及体征均消失。化验未找到狼疮细胞,明显好转出院。

【诊疗心法要点】参考国内中医临床资料,多数认为系统性红斑狼疮属阴虚证,主要是肝肾阴虚,易生内热,故治以滋阴清热法。本例辨证为阴血虚又兼毒热盛。以青蒿鳖甲汤加味,滋阴清热兼凉血解毒而得到缓解。其治法与国内文献报道的滋阴清热部分似相符合,而凉血解毒又有所补充。这个经验对于辨证属于虚中夹实的较为合适。(《中国百年百名中医临床家丛书:何世英》)

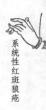

焦树德验案1则

验案

李某,女,30岁,2005年9月2日初诊。患者四肢肌肉酸痛,伴面部黑褐色斑,发痒3年余,加重1个月。主诉:3年前因产后受凉,出现四肢肌肉酸痛,面部黑褐色斑,发痒,伴月经量少。曾于当地医院检查(项目及结果不详)诊断为系统性红斑狼疮。未予正规治疗,间断服用中药,效果不理想,症状时轻时重。1个月前,因再次受凉后症状加重,伴大便偏干,身热有汗,口渴,舌红、苔薄黄,脉滑数。诊为血痹,气滞血瘀兼肺热壅盛证。急则治其标,以麻杏石甘汤加减,以辛凉宣泄。

处方:炙麻黄6克,杏仁10克,生石膏25克(先煎),白附子6克,白芷12克,知母12克,厚朴12克,僵蚕15克,白鲜皮15克,炒杜仲20克,炒黄柏12克,川续断20克,防风12克,皂角刺6克,川大黄3克。30剂,水煎服,每日一剂。早晚2次分服。嘱避风寒,畅情志,宜清淡饮食。

2005年11月28日二诊:面部痒感基本消失,四肢肌肉酸痛减轻,仍有面部黑褐色斑,月经量少,二便正常;舌暗红、苔薄白;脉沉弦。肺热腑实得泄,遂减炙麻黄、杏仁、生石膏、川大黄等药,改用身痛逐瘀汤加减,活血行气、通痹止痛以治其本。

处方:白芷10克,制香附10克,当归12克,川芎6克,白芍10克,薏苡仁60克,僵蚕12克,炒杜仲12克,白附子10克。30剂,水煎服,每日1剂。早晚2次分服。嘱避风寒,畅情志,忌食生冷、辛辣、油腻之品。

2005年12月21日三诊:面部黑褐色斑较前变淡,间断性四肢肌肉酸痛,月经量基本正常。考虑病情减轻并稳定,守方守法,加减治疗。因仍有间断四肢肌肉酸痛,加入伸筋草20克,与薏苡仁相伍,加强祛湿通络除痹之力。

处方：白芷 12 克，制香附 10 克，当归 12 克，薏苡仁 30 克，伸筋草 12 克，白附子 6 克，僵蚕 15 克，炒杜仲 20 克，白芍 10 克，熟地黄 15 克，川续断 20 克，制附片 9 克，炙麻黄 6 克，干姜 12 克，千年健 15 克。20 剂，每日 1 剂，水煎服。早晚 2 次分服。嘱避风寒，畅情志，清淡饮食。坚持治疗以巩固疗效。（《当代名老中医典型医案集》）

血管炎（结节性红斑）

朱良春验案 1 则

验案

王某,女,45 岁,海安人,2009 年 6 月 29 日初诊。双下肢结节性红斑 2 年余来诊,见结节性红斑散在触痛,呈对称性,按之坚硬,时轻时重,口腔溃疡,舌苔薄,脉细弦。曾在某医院查抗核抗体、ds–DNA,抗可提取性核抗原、抗中性粒细胞浆抗体均为阴性,尿常规阴性,血沉 16 毫米/小时。予泼尼松 10 毫克,1 次/日口服,羟氯喹 0.1 克,2 次/日口服,双密哒莫 25 毫克,3 次/日口服,现已停服 2 月余,拟从营热络瘀治之。

处方:穿山龙 50 克,赤芍 15 克,白芍 15 克,露蜂房 10 克,僵蚕 12 克,炒白芥子 12 克,桃仁 10 克,红花 10 克,决明子 15 克,水蛭 10 克,女贞子 20 克,豨莶草 30 克,甘草 6 克。14 剂。

2009 年 7 月 13 日二诊:药后红斑渐消,结节触之疼痛,腰痛,口疮,苔薄,脉细弦。X 线片示:腰椎未见异常,双侧骶髂关节密度增高。仍从营热络瘀调治。

处方:上方加制天南星 30 克、土鳖虫 10 克、玉蝴蝶 10 克,14 剂。

2009 年 7 月 27 日三诊:结节性红斑逐渐消退,触之有痛感,口疮时瘥时发,腰痛已平,舌苔薄,脉细弦。

处方:上方去炒白芥子、水蛭,加人中黄 10 克,14 剂。

8 月 24 日四诊:结节性红斑经治基本渐愈,唯口疮此起彼伏,缠绵未瘥,口干,下肢怕冷,舌苔薄、质红,脉细弦,前法治之。

处方:生地黄 20 克,川石斛 15 克,人中黄 10 克,玉蝴蝶 8 克,决明子15克,赤芍15克,白芍15克,鹿衔草20克,川续断12克,甘草6克。

服用6剂后结节性红斑及口疮均愈。

【诊疗心法要点】结合本患者四诊,病程迁延2年余,久病多虚,亦多痰瘀,阴虚生热,因痰瘀热等邪阻于经脉所致,治疗当予软坚化痰,养阴清热,活血通络治之。朱老师认为百病多由痰作祟,结合患者结节性红斑散在下肢,按之坚硬,首应责之于痰无疑。故选用炒白芥子、僵蚕以化痰软坚,炒白芥子祛有形之痰核效果最佳,僵蚕善于化痰散结。先生认为本病在化痰的同时要加强活血化瘀,认为治痰要治血,血活则痰化,故活血化瘀通络法应贯穿于治疗的始终。一诊经治疗后患者结节性红斑渐退,唯口疮反复,加用制天南星化痰散结,土鳖虫活血化瘀,玉蝴蝶以敛疮生肌以治口疮。四诊患者结节性红斑已基本消退。本病从痰、瘀、热三个方面入手,疗效满意。(李靖2011年第3期《中国实验方剂学杂志》)

唐祖宣验案1则

验案

李某,男,47岁,工人,于1992年10月2日住院治疗。主诉:左上肢动脉搏动消失2年,加重1个月。入院症见:头痛、头昏、心慌胸闷,面色青黑,唇口紫暗,精神萎靡,少气懒言,舌质紫暗、挟有瘀斑,常常低热。少腹部硬满,扪之疼痛,大便干燥,小便正常。左上肢肱、尺、桡动脉消失,血压测不到,肌肉萎缩、麻木、酸胀,皮肤厥冷;右上肢及双下肢动脉搏动正常,右寸口脉沉数,苔黄厚腻。此瘀热阻于血脉,治宜通瘀泻热。

处方:水蛭、大黄、红花、桂枝各15克,虻虫6克,桃仁10克,云茯苓30克。

上方服后,泻下黏黑如胶之便,扪之不碎,少腹硬满减轻。应患者要求继用此方,先后共服80剂,苔黄腻转薄黄,舌质瘀斑去,左上

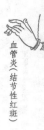

肢肱动脉搏动恢复,尺、桡动脉已能触及,但仍沉细,血压已能测到,右寸口脉沉细,继以活血养阴药物调治,诸证减轻。

【诊疗心法要点】我们常以抵当汤加减辨治血栓闭塞性脉管炎、静脉血栓形成、无脉症和冠心病等属瘀热在里而见脉沉、微、结、数或脉消失之患者,多获效。我们认为,抵当汤之证治,仲景论述颇详,后世医家更有发扬。其症脉繁多,临床应用时既要合看,又要分辨。只要详细辨证,紧扣病机,可不受中西医各病种所限,投之能收异病同治之效。若一症突出时,应辨其病症之深浅,病情之轻重,用药亦应灵活。(许保华,唐祖宣 2009 年第 9 期《四川中医》)

陆长清验案 1 则

验案

林某,男,36 岁,2005 年 12 月 8 日初诊。双下肢浮肿疼痛 1 个月。主诉:1 个月前无明显诱因出现双下肢静脉血管肿胀疼痛,晨起四五点时疼痛加重,在外院诊治,拟诊为血栓性脉管炎,经丹参注射液、脉络宁等药物静脉滴注,效果不显,自服黄芪桂枝五物汤亦无明显减轻,仍感双下肢血管酸困疼痛,舌质红、苔薄黄,脉沉细。诊其为:痹证脉络瘀阻型。此为风寒湿邪闭阻经络,寒为阴邪,其性凝滞,故痛有定处,气血为寒凝滞,则疼痛较剧。治法:活血化瘀,通络止痛。方拟身痛逐瘀汤加减。

处方:玄参 15 克,当归 15 克,忍冬藤 15 克,甘草 15 克,川牛膝 15 克,益母草 20 克,细辛 5 克,桂枝 10 克,木通 9 克,赤芍 10 克,炒白芍 15 克,制乳香 10 克,制没药 10 克。每日 1 剂,水煎服。

复诊:服药 5 剂,自觉双下肢血管肿胀疼痛明显减轻,活动后双下肢重、困、乏力,纳食、二便均如常,效不更法。

处方:黄芪 30 克,当归 20 克,甘草 20 克,玄参 15 克,生地黄 20 克,忍冬藤 20 克,桂枝 10 克,细辛 6 克,木通 9 克,益母草 20 克,川牛膝 15 克。

连服6剂,诸证俱失,随访3个月,病未复发。

【诊疗心法要点】痹证为常见病、多发病,病程长,治疗困难,见效慢,西北地区寒湿较多,以温经散寒,通经活络效果较好,着眼免疫功能治疗效果显著。忍冬藤、川牛膝、益母草、生地黄、玄参凉血化瘀,清血中热毒,同进生地黄、玄参等,一则补肾中真水,二则可制温热过燥,所谓药有合用之妙。若系顽痹,可适当加用虫蚁搜剔之品。(《当代名老中医典型医案集》)

硬皮病（系统性硬化症）

朱良春验案2则

验案1

某男,62岁,2010年10月9日初诊。主诉背部皮肤僵硬1个月。刻诊:面部表情减少,胸闷、胸痛、胸前皮肤麻痹,后背部皮肤自觉增厚僵硬。纳食欠馨,二便尚调。舌胖紫,脉细小弦。实验室检查:抗可提取性核抗原系列(+),类风湿因子(+),血沉62毫米/小时。胸部CT示:左肺上叶舌段纤维化病灶,左侧局部胸膜增厚。西医诊断:硬皮病;中医诊断:皮痹。辨证属气血两虚,瘀血阻络。治宜补益气血蠲痹通络。方选痹通汤加减。

处方:当归10克,鸡血藤30克,威灵仙30克,炙土鳖虫10克,制僵蚕10克,乌梢蛇10克,地龙10克,露蜂房10克,甘草6克,黄芪30克,猫人参30克,蜣螂虫10克,川芎15克,炒赤芍20克,炒白芍20克。14剂,水煎服,并加炮山甲(末)6克,每日分2次吞服。

二诊患者服药2周后精神较前好转,皮肤僵硬及胸闷胸痛症状逐渐缓解,唯面部麻木感仍在,舌脉同前。原方加生地黄、熟地黄各15克。再服14剂后面部表情较之前丰富,后背僵硬感明显减轻,续服药巩固6个月后背僵硬感逐渐消失,原有症状均缓解。

【诊疗心法要点】患者因年老体弱致气血两虚无以荣养皮肤,则见皮肤麻痹,气虚无以推动血行,瘀血阻络,故皮肤增厚、僵硬、胸闷不舒,痹通汤用于此证可补益气血,蠲痹通络。总结痹通汤组方之特色有三点:首先正邪兼顾,标本同治,朱老师在疑难杂病的辨证中提出了久病多虚,久病多瘀,久痛入络,久必及肾的理论;其次本方善用虫药搜剔通络;最后本方从现代药理学角度来看,功效全面,可兼顾多种疾病。因此本方既能全面调节机体神经内分泌免疫功能，又有局部镇静抗炎、消肿止痛、抗凝、促进红细胞造血之作用。（潘峰，朱剑萍，郭建文2013年第16期《中医杂志》）

验案2

某女，6岁5个月，2008年9月20日初诊。患儿2005年始反复出现发热咳嗽，血压偏高，时伴抽搐，2005年8月于外院查颅动脉、颈内动脉、腹主动脉及肾动脉等处发现动脉狭窄性病变，胸部CT提示肺动脉高压。诊断：多发性大动脉炎，肺动脉高压，高血压。住院期间一度出现急性左心功能衰竭、呼吸衰竭，先后使用甲泼尼龙、苯磺酸氨氯地平片、复方利血平、阿司匹林肠溶片、氢氯噻嗪等治疗，病情好转出院。但血压在170/100毫米汞柱左右，联合服用多种降压药，效果欠佳。今来诊求中医治疗，现服用泼尼松5毫克，每日1次；苯磺酸氨氯地平片5毫克，每日2次；氢氯噻嗪10毫克，每日1次；阿司匹林肠溶片10毫克，每日1次；氯化钾缓释片1.0克，每日2次。刻下见：血压160/96毫米汞柱，精神尚可，身体瘦小，口唇红，牙齿、牙龈发育迟缓，纳可，大便偏干，舌红，苔薄，脉细弦数。检查血钾3.0毫摩尔/升，肝、肾功能正常。治宜清热解毒，活血化瘀，益气养阴，培补肝肾兼顾。

处方：金银花6克，忍冬藤6克，白花蛇舌草10克，丹参15克，赤芍6克，地龙6克，川牛膝6克，生地黄8克，鬼针草15克，炙全蝎3克，制僵蚕6克，穿山龙15克，枸杞子10克，炙甘草4克。30剂，常法煎服。降压洗脚汤（药用桑叶、桑枝、茺蔚子等），煎汤每晚泡脚。

2008年10月25日二诊：血压156/80毫米汞柱，患儿胃纳好转，唯近日夜寐头颈汗出如浆，面部潮红，全身烘热感，口唇偏红，苔中后腻，舌尖红，脉细涩。中医辨证为络脉瘀阻，气血不畅，病属血痹或脉痹。治宜调益心肾，和血通脉。治疗加用金龙胶囊以益肾蠲痹，调节自身免疫，减阿司匹林肠溶片为5毫克，每日1次。

处方：赤芍10克，炒白芍10克，丹参10克，地龙6克，炙全蝎3

克,桃仁 6 克,红花 6 克,山茱萸 15 克,浮小麦 20 克,穿山龙 15 克,
豨莶草 15 克,忍冬藤 15 克,女贞子 8 克,生地黄 10 克,牡丹皮 6 克,
刘寄奴 8 克,甘草 4 克。30 剂。辅以金龙胶囊每次 0.5 克,每日 3
次。并用降压洗脚汤煎汤泡脚。

2008 年 12 月 24 日三诊:血压 150/70 毫米汞柱,盗汗减少,大
便稀薄,日行 3 次,苔中白腻,脉细弦。上方加怀牛膝 8 克、桑寄生
12 克、炒白术 15 克,生地黄改干地黄 10 克,30 剂。金龙胶囊及降
压洗脚汤治疗同前。

2009 年 2 月 3 日四诊:血压 140/70 毫米汞柱,复查肝、肾功能
正常,时有气促,纳可,大便溏薄,苔薄、舌质红,脉弦劲。前法继进,
调益脾肾。

处方:潞党参 8 克,炒白术 12 克,怀山药 12 克,地龙 8 克,炙全
蝎 3 克,丹参 10 克,牡丹皮 8 克,女贞子 8 克,红花 6 克,怀牛膝 6
克,桑寄生 10 克,穿山龙 15 克,煅牡蛎 12 克,浮小麦 15 克,甘草 6
克。30 剂,常法煎服。

2009 年 3 月 20 日家属电话述症,因发热咳嗽收住某儿童医院,
检查诊断肺炎,嘱上方加金荞麦 15 克、鱼腥草 15 克、北沙参 12 克、
金沸草 10 克治疗,联合抗生素治疗 8 日,病情逐渐稳定,好转出院。
血压维持 130/65 毫米汞柱左右。

2009 年 8 月 26 日诊:上方调整巩固治疗,病情稳定。现予醋酸
泼尼松 2.5 毫克,每周 2 次;苯磺酸氨氯地平片 5 毫克,每日 1 次,
阿司匹林肠溶片 5 毫克,每日 1 次,口服。诸恙悉平,宜续服药,调
气血,化痰瘀,以期巩固。

处方:潞党参 8 克,怀山药 12 克,地龙 8 克,炙全蝎 3 克,丹参
10 克,枸杞子 12 克,牡丹皮 8 克,女贞子 10 克,红花 6 克,怀牛膝 8
克,桑寄生 12 克,穿山龙 15 克,煅牡蛎 12 克,甘草 4 克。30 剂。嘱
其注意冷暖,适当加强锻炼,以增强机体免疫力,病症逐渐好转。

【诊疗心法要点】本案谨守病机,辨证审因,以辨病与辨证相结
合进行治疗。系因先天不足,后天失调,复感外邪,尤其是寒邪,或
热毒之邪,导致脉络瘀滞,甚至闭塞不通而无脉,临床上以本虚标实

151

者为多,心肾亏虚为本,痰凝血瘀为标。治以益肾蠲痹为法,以金龙胶囊(由鲜动物药天龙、金钱白花蛇等组成)益肾培元,活血通络,可增强和调节细胞免疫和体液免疫功能。药用枸杞子、女贞子、怀山药、潞党参及穿山龙补益脾肾,配以桃仁、红花、牡丹皮、怀牛膝及地龙、炙全蝎活血通络,据其寒热加金银花、白花蛇舌草清热解毒,佐以降压洗脚汤外用。经1年多中医治疗,患儿血压明显稳定、心肺功能改善,且逐渐减少西药剂量,尤其减少了激素用量,且患儿免疫功能及生活质量明显提高,说明益肾蠲痹法治疗与免疫相关的疑难杂病,疗效确切。(张侠福,何峰,顾冬梅,等2013年第11期《风湿病与关节炎》)

邓铁涛验案2则

验案1

熊某,男,48岁,1978年4月初诊。患者2个月前经当地医院皮肤活检确诊为硬皮病,症见双乳至下腹皮肤局限性增厚,硬如皮革,伴心悸,曾用激素治疗无效。经人介绍,按《新中医》杂志刊载邓铁涛教授治疗硬皮病验方自行服药,自觉症状好转,遂与邓铁涛教授函诊治疗。

处方:炙黄芪45克,党参、何首乌各30克,当归、熟地黄、山药、茯苓、丹参各15克,红花、川贝母各6克,牡丹皮、泽泻各9克,山茱萸12克,白术10克。

此方加减治疗近2年,患者局部皮肤明显软化。于1980年3月5日来广州初次面诊。诊见:精神、体力增加,局部皮肤变软,心悸消失,咳嗽,痰多质稠,脐周及腰背出汗多,纳食、睡眠均可,大便稍结,3~4日1次。检查:面色红润,腹平软,胸腹部皮肤较正常略硬,可捏起皱褶,心肺听诊无异常,舌嫩有齿印、苔白厚,脉虚右大尺弱。续上方加减。

处方:黄芪60克,党参30克,熟地黄、茯苓各15克,牡丹皮、当归、麦冬、五味子、生地黄各 10 克，泽泻 9 克，橘络 5 克，川贝母末 3 克(冲服)，山茱萸 12 克，红花 6 克，山药 18 克。

此后患者仍函诊治疗，以上方随证加减，酌加桑寄生、沙苑子或女贞子养肝肾，兼腹胀、纳差加大腹皮、砂仁或蚕沙，咳嗽、咽痒加桔梗、玄参。1980 年 8 月函告："服药 2 年有余，病症基本消除。"

验案2

谭某，女，58 岁，香港籍，患者以四肢皮肤渐进性绷紧半年，于 2000 年 1 月 6 日收入医院治疗。双上肢肘关节以下皮肤绷紧，硬如皮革，手指屈伸受限，双下肢小腿处亦稍有绷紧，四肢末端麻木，经香港某医院确诊为硬皮病、肌炎、神经炎，曾用泼尼松治疗无改善。伴有乏力，气短，声音嘶哑，消瘦。X 线检查示：肺纤维化，余未见异常。正值邓铁涛教授应诊，诊见：除上症外，舌偏红、苔少，脉弱。西医诊断：系统性硬皮病；中医诊断：皮痹证属肺肾阴虚。治宜益气健脾，活血滋阴。

处方：黄芪 20 克，生地黄、熟地黄、阿胶(烊化)各 12 克，牡丹皮、茯苓、泽泻各 10 克，山茱萸、石斛各 15 克，山药、太子参各 30 克，红花 5 克。每日 1 剂，水煎服。

2000 年 1 月 14 日二诊：患者诉四肢远端皮肤绷紧感明显减轻，双肘关节以下皮肤较前软化，尤以左上肢远端明显改善，声音已正常。予原方继服。

2000 年 1 月 31 日三诊：症状继续好转，大便略偏稀，舌红苔少，脉弱尺脉尤甚。

处方：黄芪、太子参、山药各 30 克，熟地黄 24 克，牡丹皮、茯苓、泽泻、山茱萸、白术各 10 克，阿胶 12 克(烊化)，红花 6 克，砂仁 3 克(后下)，石斛 15 克。

2000 年 2 月 18 日查房：患者双上肢皮肤已明显软化，手指屈伸自如，生活自理。近日脱发较多。遂于原方加当归、黑豆等养血之品。2 月 28 日病情改善，出院带药治疗。

【诊疗心法要点】邓老师认为，从硬皮病患者临床症状看，当属中医虚损证。本病皮肤干枯变硬，为阴液不足，病虽在皮毛与肺，其本在肾。故病机以肺、脾、肾气阴不足为主，形成多脏同病，多系统、多器官受损害的局面。以上2例患者虽仅皮肤肌肉受损，但久病可损及骨，患者可有骨质脱钙，头骨凹凸不平等。治疗上，邓老师以补益肺脾、养阴活血为法则，基本方以六味地黄丸培补元阴为主，加黄芪、党参或太子参益气健脾，其中黄芪又能走肌表输布津液，是为要药；加阿胶以养肺阴，以其为"血肉有情之品"填阴塞隙，病在肌肤用阿胶寓有中医学"以形养形"之意；皮肤干硬如皮革，是久病兼有血瘀，故在养阴血时可配合红花、阿胶或丹参等活血而不燥的药物。如患者舌淡、阳虚明显可加桂枝走表而通阳，助行津液；久服滋补药须防其碍脾，可少加砂仁或陈皮助运化，兼痰多加橘络、川贝母等，化痰而不燥烈伤阴。本病病位在肺，而其本在肾，以阴液不足为基本病机。邓老师以此理论和相应方药治疗硬皮病多例，效果均满意。（郑洪2002年第5期《新中医》）

幼年型斯蒂尔病

路志正验案1则

验案

王某,男,8岁,2005年9月27日以发热4月余来诊。患儿近4个月无原因发热,体温波动于38～40℃,曾在当地医院用抗病毒、抗感染、抗风湿方法治疗,未效。北京某医院检查:白细胞、血沉、C反应蛋白、补体C3、免疫球蛋白A、免疫球蛋白M均增高。诊断为幼年类风湿病——全身型斯蒂尔病。刻见:发热(体温39.5℃),多汗,夜间盗汗,周身肌肉关节疼痛,关节僵直难以屈伸,行走不便。口渴喜饮,食欲不振。服用布洛芬可退热。患儿消瘦、面色微黄少华,头发稀疏不泽,两目乏神,颌下、腋下、腹股沟淋巴结肿大。舌体瘦、舌质暗红、苔薄黄腻,脉弦细疾数。中医诊断:痹证(湿热痹)。证属湿热毒邪稽留,日久耗伤气阴。治法:益气阴,清湿热,利关节。

处方:五爪龙15克,太子参15克,南沙参12克,麦冬10克,生石膏20克(先煎),知母10克,桂枝6克,赤芍10克,白芍10克,秦艽10克,青蒿12克,茵陈10克,金钱草12克,生薏苡仁20克,桑枝15克,忍冬藤18克,鸡血藤15克,川牛膝12克,炒枳壳20克,生谷芽15克,生麦芽15克。12剂,每日1剂,水煎服,分2次温服。

2005年10月11日二诊:进上方2剂,发热即退。7日后因患感冒发热复起,咽痛、微咳,体温39.4℃,周身疼痛,四肢逆冷,背部皮肤有蚁行感,倦怠嗜卧,足踝肿胀、活动后疼痛加重。咽红,面色萎黄,两目少神,腋下淋巴结肿大明显,舌质嫩红、苔黄腻,脉弦数。为湿热郁久未化,复受外邪所致。路老谓:旧疾诱发新病,先治新病。治以轻清宣肺,疏解少阳。

处方：菊花10克，桑叶8克，金蝉花10克，柴胡12克，薄荷10克（后下），黄芩10克，桔梗10克，浙贝母10克，僵蚕8克，胆南星8克，金荞麦15克，芦根30克，白芍12克，炒枳壳12克，甘草8克。7剂，每日1剂，水煎服。

2005年10月20日三诊：高热已退，背部蚁行感消失。仍余右膝关节肿，小腿拘挛难伸，腰部僵痛，双足浮肿。睡眠不安，纳谷欠馨，精神委顿，自汗盗汗，目眶色暗，面色少泽，下眼睑微肿，二便尚调，舌质淡、苔薄白，脉细弦小数。治宜益气温阳、活血通络、清热解毒。仿黄芪桂枝五物汤合桂枝芍药知母汤意化裁。

处方：黄芪18克，桂枝8克，赤芍12克，白芍12克，知母10克，淡附子6克（先煎），防风10克，防己10克，丹参12克，忍冬藤18克，草河车12克，生石膏20克（先煎），夜交藤18克，鸡血藤12克，穿山甲珠10克，地龙12克，川牛膝12克。14剂，每日1剂，水煎服。

第一阶段迭经7诊。首诊服药2剂高热即退。后病情虽小有波动，总以顾护气阴、清利湿热为主，高热退后仍以宣痹通络、畅利关节为法。以黄芪桂枝五物汤合桂枝芍药知母汤意少事加减，或合以麻黄附子细辛汤，或以增损蠲痹汤，或合宣痹汤意，温经通阳佐以益气养血药。

2006年3月25日八诊：关节已不痛，行走正常，月余未再发热，精神体力恢复。唯晚7~10点自觉前额部微热、耳热、身热，但体温正常，间断关节微痛，浅表淋巴结明显缩小。舌体稍胖、舌尖红、苔中根黄腻，脉沉细小数。湿热瘀浊渐退而气血未复、余邪未清，以防己黄芪汤合黄芪桂枝五物汤意加减。

处方：桂枝8克，赤芍12克，白芍12克，生黄芪15克，防风10克，防己12克，淡附子6克（先煎），当归12克，细辛3克，青蒿12克，秦艽10克，乌梢蛇8克，忍冬藤15克，怀牛膝12克，鸡血藤12克，鸡矢藤15克。14剂，每日1剂，水煎服。

第二阶段又历经4诊，病情趋于稳定，均以上方随证小有增损。

2006年8月26日随访：患儿所有症状已除，发育如同龄儿童，面色红润，精力充沛，眶下晦暗见退、浅表淋巴结肿大消失，化验血沉40毫米/小时。嘱原汤药2天服1剂,连用1个月,以资巩固。

2006年9月26日复查,所有检验指标均正常。疾病告愈。

【诊疗心法要点】暑湿初感之际,湿邪尚轻,幼儿为稚阳之体,感邪极易从阳化热,故高热缠绵4个月不退,并口渴喜饮,多汗、热,不为汗衰,为阳明胃经热盛之白虎汤两大主症。又兼见热重、盗汗及周身肌肉关节疼痛,关节僵直屈伸不利等湿热痹阻证候。同时兼有湿热之邪郁阻少阳经脉,致颌下、腋下、腹股沟淋巴结肿大症状。舌体瘦、舌质暗红,脉弦细疾数为湿热蕴久、灼耗津液之征。路老师临证,必以顾本为先,况此患儿高热4月余,迭用中西药物,汗多复伤气阴,且为稚阴稚阳。路老师告诫:临床对高热伤阴较易辨认,但须知气津互生互化的关系,更要看到高热多汗耗气的一面。因此,路老师立法首益气阴。且药取轻灵,适合稚儿体质,益阴不助湿,又防治痹温通伤阴之弊。病虽历4个多月,有盗汗、形体消瘦等气阴不足之候,但仍见阳明胃经气分热盛证,治之不避白虎重剂,虽稚儿在所不惧。遵《黄帝内经》"热淫于内,治以咸寒,佐以苦辛"之法,首清内热,然湿热痹,病机复杂、病邪内盛、湿热蕴结少阳经血分,故用苦辛之剂,取蒿芩清胆汤意,清透、利湿热之邪。再配以和营卫、退骨蒸,数法并举,迅速控制病势。四妙散由苍术、黄柏、薏苡仁、牛膝组成,为治疗湿热下注的名方,但气阴已伤的湿热痹,苍柏之苦燥应有所忌,尤其治痹,前人有"过用散风祛湿药,风药刚燥,灼伤气阴,络脉失养,病难愈"的告诫,路老师恰当处理了临床湿热阴虚并存、滋阴碍湿,除湿伤阴的矛盾,故去苍柏,而取茵陈、金钱草。金钱草苦辛平,可清热利尿、消肿解毒,湿热之疾常用。茵陈秉少阳春生之气,芳香而苦辛微寒,醒脾胃、利肝胆、除湿热、利小便、除伏邪,使邪有出路。更配以青蒿清肝胆血分湿热,秦艽祛风除湿,和血舒筋,清热利尿导湿热直走二阴而出,使深伏血分经络筋脉之湿热毒邪得以清、透、利而迅速化解。五爪龙、桑枝、鸡血藤、忍冬藤通利关节。其中五爪龙益气活血,祛风湿,通络利关节;鸡血藤养血活血通络利关节;桑枝祛风湿利关节而温;忍冬藤祛风湿利关节而凉且可解毒。

(马秀文,路洁,高社光,等 2007年第11期《中医杂志》)